もう独りにしないで：
解離を背景にもつ精神科医の
摂食障害からの回復

著
まさきまほこ

星和書店

まえがき

私は自らが摂食障害を発症したことをきっかけに「慢性の心的外傷」と「摂食障害」の関連性に興味をもつようになりました。さらに、それが「現在の日常生活にいかなる影響を与えるか」ということについても、自分なりに考えてきました。私は、子どもの頃から両親および父方の祖父から虐待を受けて育ちました。幼い日々のことが、その後の人生にこれほどにまで多大なる影響を与えていることを、自分でも最初は全然理解できず、あるいはその悲しい過去を否認していましたが、症状はどんどん悪化していくため、過去の心的外傷を少しずつ理解し始め、また摂食障害とその背後にある解離という現象について、できる限り客観的に見つめるようにしてきました。本書は、私個人の受けた慢性の心的外傷に関することが主に綴られていますので、一般論ではなく、極めて個人的な体験に基づく病気の理解を描いたものであり、同じ病気で苦しんでおられるすべての患者さんに同様に当てはまるものではありません。さらに、私は心の成長という過程で、慢性の心的外傷とは無関係にもたらされる「愛着をもっていた人の突然死」といった急性の心的外傷体験が、慢性の心的外傷体験の上にさらに重なっていき、私の人生に大きな影響を及ぼしているとも感じるようになりました。

「思いもよらぬ死」に限定した急性の心的外傷体験に関して、今でもはっきり憶えていることが四つあります。

自然の多く残る山あいを美しい川が流れ、その上流に沿って家が建ち並ぶ中でも、父方の祖父の家（私はその家で祖父から性的虐待を受けていたわけですが）はその最も上流にあり、三メートルほどの深さがあって水はどこまでも澄み、川ではイワナがとれ、人もいないし、贅沢に泳ぐこともできました。山々にはいろんな草花、昆虫や謎の道があり、また虐待的環境から私を守ってくれる逃げ場でもあり、子どもの頃から親しんだ懐かしい場所でした。従兄弟と隠れん坊をしたり、思いっきり泳いだりした、楽しかった思い出ばかりがその風景には詰まっていました。しかし阪神淡路大震災の折、その美しかった山は、無邪気な思い出の詰まった川を埋め尽くし、さらにその土砂は、川の対岸にあった祖父の自宅を丸呑みにし、祖母と叔母が巻き込まれ他界しました（祖父はその前に病死していました）。私たちが駆けつけたときには、そこは新地のように何もなく平坦な土地のみが土埃の中残っていただけで、上方にある門扉のみが存在していました。その下に埋まったひどい状態の祖母と叔母の遺体は、ブルドーザーで掘り起こされ発見されました。たくさんのご遺体が並ぶ安置所に並べられ、その遺体を引き取った後、外科医だった叔母の息子が泣きながら、自分の母親の顔を縫合していました。この光景は私にとって、あまりにも凄惨なものであり、網膜に焼き付き、この本を描く大きなきっかけの一つとなりました。

高校生のときには、部活で親しくしていた後輩が、入浴中に足をすべらせて転び、頭部を強打し、意識不明のまま浴槽に落下し窒息、他界しました。前日までげらげらと一緒に笑って、バレーボールをして体育館の片隅で、顧問の怖い先生の文句などを、冗談半分に話していたのにどうして？　と何度となく思いました。電話で彼女の死の連絡がきたとき、何も知らない私は大馬鹿にも漫才を観ながら大笑いし、カップラーメンが出来上がるのを待っていたことをなぜかよく憶えています。昨日まで一緒にいて「お疲れー」と笑顔で別れたのに？　どうしてこんなことに？　なんで私はカップラーメンを楽しみになんてしていたのだ？　とそのあまりの設定を理不尽に感じました。

また高校三年生の冬、受験を控え模擬テストにまみれた日々の中、私の後ろの席の、私よりよほど美しく、端正な顔立ちの男子と私はたまたま、同じ大学の医学部を目指していました。しかし、模試を受けるたび二人ともいつもＤ判定。「いやいや俺はここから巻き返すでー」「えーもうセンターまで数日やで」「現実的なこと言うなや」などと受験の緊張をなんとかやり過ごそうとして余計にいつもよりたくさん話をしたりしていましたが、その翌日自動車事故で他界しました。手からすり抜けるように。私の中にたくさんの思い出を残して、彼は目の前からあっという間に消えてしまいました。

さらに私は、小中高そして大学でもバレーボールばかりしていたのですが、医大のときに何度も練習試合を重ねてきた姉妹校がありました。私が四回生の時のことです。その姉妹校のキャプテンが本当に美しく、同じ女子ながら惚れ惚れするような人で、モデルのような細く長い手足の彼女が打つアタックは猛烈に力強く、さらさらの髪、綺麗な横顔。「こんな美しくてバレーボールもうまくて、すごい人やなあ。なんかうちらとは初めから違うなあ。立ち姿では絶対勝たれへんやん。全日本とかに普通にいそうやなあ」と仲間同士で話題になるような人でした。しかし、大学卒業後すぐに自殺してしまわれました。どうして彼女が？　国家試験にも合格してこれからなのにどうして？　と思うことはそればかりでした。

こうして、「死」は誰にでも微笑みかけることを痛いほど知った私は、慢性の心的外傷だけでなく、震災や親しい人の突然の死から受ける急性の心的外傷についても考えずにはいられなくなりました。自らの精神障害だけでなく、こうした「親しい人の突然の死」「愛着対象の突然の喪失」という出来事から受け取ったその意味や自分のあり方を明確に真剣に考え始めたこともまた、本書を描く大きなきっかけであったように思います。

本書の目的は、同一人物が複雑性ＰＴＳＤ、解離および摂食障害を経験したことを通して、その主観的な視点と客観的な視点を、時間的に並行して書くことで、これらの疾患の関連性と、サバイバーのもつ特有の心の有り方をできるだけわかりやすくお伝えし、理解してしていただくことです。よってこれらの疾患の分類から治療に至る精神科の専門的知識については他の良書をご参照いただきますよう、よろしくお願い致します。

本書はまず最初に「まほこ」という名の被虐待児が成長していく過程を、摂食障害と解離という人間の心の現象を中心として、過去と現在を行き来するような形で描かれています。これは「まほこ」にとっての実話です。

この話を描き始めたのは今から十年ほど前、私が心の中のさまざまなことが絡み合って、混乱していた頃でした。十年ほど前になる、またその十年ほど前の「まほこ」は毎日のように食べ物を食べたり食べなかったり、食べては吐いたり、口に入れては味わってから吐き出したりしながら、外見は明るい医大生、内面は暗い影のような装いをしながらここかしこをさまよい歩く幽霊のようでした。「あなたのためを思ってという愛情の名の下」に実の両親そして祖父から深い傷を負わされ、「まほこ」はあるときから記憶を失い、自らを切ったり貼ったりして加工し、変容させ、命をつなぐようになったのです。そうして成長した「まほこ」は恋愛によって再び「愛情」「愛着」というものに救済を求めるようになりました。「愛情」が本物か偽物かわからない。人間でありたいと羨望《せんぼう》した「まほこ」が太ったり痩《や》せたりを繰り返すようになったその過程と並行するかのように、人間の大きさで生きることをどこまでも拒み続けることで生き残ろうとする影が存在しました。

この「愛情」こそは本物なのか？

「まほこ」とは本当は誰なのか？

そして、もはや人間にとって暗く彷徨する影や外傷体験は、本当に無用なのだろうか？

光と影、身体から出たいと切望する「まほこ」と、身体には限界があり、身体がないと現実を生きていくことはできないと理解している「まほこ」を一生懸命に縫い合わせて、なんとか人間であることにつなぎ、今という時空に、しっかり地面に足をつけることができるようになるまでの「まほこ」の物語がまずは描かれています。

次に『構造的解離：慢性外傷の理解　上巻（基本概念論）』（星和書店）に従って、外傷関連疾患というものを理解する上で必要な概念と用語を「まほこ」の被外傷体験と照らし合わせていきます。さらに複雑性ＰＴＳＤおよび摂食障害と解離の関連と治療について簡潔に触れていきます。そして「まほこ」の世界はどういったものかを述べ、最後に虐待の体験に基づいた、現在の私の個人的な感想が綴られています。

この本が、私自身にとってもまた同じ障害で苦しんでおられる方々にも、またそのご家族にも、真っ暗闇の中、ほんの少しでも自分の位置が理解できるような、小さな光になってくれることを願ってやみません。

もくじ

解説

注
●…0～13歳
●…19～26歳

1 夢と現実の混同

一九九四年　秋　　十九歳

「まほこ、おいで」

真っ暗な押し入れの中では、自分の心臓のどくんどくんという音が異様に大きく聞こえた。じっとしていた。「私を呼ばんといて。お願い呼ばんといて。いやや。やめて、来んといて」

押し入れの扉がすっと開く。黒い革の手袋。

腕を摑まれ、首が絞められる。

やめて！　やめて！　殺される！　誰か助けて！


はっと目が覚めた。時計は夜中の三時半を指していた。全身汗だくで、呼吸するのがやっとだった。胸に手を当てて深呼吸を何度かした。暗闇がひどく怖いので、一人暮らしを始めてからは、いつも電気はつけたまま寝ていた。

「大丈夫、大丈夫。ここは私の部屋だ。今は大学二回生。私は私。私はここにいる」そう繰り返し言いながら、自分の手足や頭があることを手の平で、一つずつ握るようにして触って確かめた。少し落ち着く。やすは今日はいない。やすは高校三年のときから付き合い始めた私の恋人だ。私たちは席替えのたびにお互いが左右、前後、斜めになるというなんだか変な理由で仲良くなり、付き合い始めた。付き合い始めると一気に大恋愛の勢いになった。やすは高校生にしてはやや老け気味だったが、良く言うと渋い俳優さんに似た、私が言うのもなんだがまあまあイケメンだった。やすの首筋の匂い、コンバースのオールスターの似合う足、ジーパンにできたたくさんのしわ、焼けた腕、ラグビー部で鍛えた肉体とたくさんの傷、私の苦手な数学が得意なところ、自分の意見をきちんと言葉にできるところ。本当にいつのまにかこんなにも大好きになってしまっていた。私の歴史の一部に刻まれた愛おしい感触。そして、今は、やすは現役で関西の大学に、私は一浪してとある県内の医大に行き、二人とも一人暮らし、中距離恋愛という形式で付き合いを続けていた。実家から通学は可能な範囲であったが、一刻も早く実家から出たかった私は「一人暮らしをさせてください」と両親に頼んだ。母は、全面的に賛成してくれた。一方、毎日帰宅後、電気製品の電源を切って回ったり、シャンプーがもったいないからとあまりシャンプーをしなかったりする父（指摘されると烈火のごとく怒るのは、自分がケチだと本当はわかっていたからだろう）は一人暮らしには大反対で、いつものごとく「わしは一円も出さん。一人暮らしなんかしたら殺してやるからな‼」と言われたが、それまでの人生で「バレーボール部に入りたい」「将来は調理師になりたい」など、とにかく何かを父親に頼んだ際にはいつも殴られ、最後の捨て台詞には「殺してやる‼」と言われ続けてきた私には「あははは……まーた殺されちゃったよー」ともう慣れっこだった。慣れとは良くも悪しくも恐ろしい。

私とやすは、恋愛の最初の時期のあの近づき過ぎて世の中が全部バラ色のように感じる強烈に熱っぽい感じではもうなくなっていたが、二人の間にはお互いの癖《くせ》や長所、短所がわかり、それを概《おお》ね認めることができるくらいのちょうどいい距離感があり、その心地よさとお互いの存在に疑いの余地がなくなっていた。昨日の夜も

「今日何食べる?」

「老舗《しにせ》で湯葉と鮎の塩焼きー」

「ほな、おまえ行ってきてくれ。俺の分はお土産でもうてきてや」

「なんでやねん。今月分もうあと二千円しかないねんで。あと四日を私は二千円でのりきらなあかんねんから」

「あー、結局今日もマクドか」

「うちらかなりマクドに貢献してるよな」

と笑い合って、手をつなぎ、駅前にあるマクドナルドまで他愛のない話をしながら歩いた。秋

が少しずつ深まり、そこら中にある田んぼで虫たちの奏でる音楽が聴こえ、紅葉の後に落ち葉の絨毯《じゅうたん》ができつつあり、足並みを揃えて歩くとかさかさと秋の匂いと音がした。「これからもどうかこういう小さな幸せを感じられる自分でありますように。やすはロングヘアにしろとか、言葉遣いとか気遣いをきちんとするように私に言うので鬱陶《うっとう》しいなあ思うけれど、やすの言う通りにしますから私からやすを取り上げないでください……」と神様に心の中で小さなお願いをしてやすの手をぎゅっと握った。マクドナルドには鮎や湯葉などの高級なものは何もなかったが、安くても人々を笑顔にするあたたかさがあった。そして四百円で十分お腹が満たされた。「美味しかったなあ。俺幸せや。ほな俺、明日朝から試験やし帰るわ。賢い人でもええ点とるには勉強は一通りせなな」と真面目くさった顔で言うやす。「自惚《うぬぼ》れ屋の負けず嫌いやなあ、相変わらず」と私が言うと「まほこには負ける」そう言って笑っていつもどおり最寄りの駅で別れて帰宅した。

そういう特段何もない日にも、またこの夢だ。物心がつく頃からこの同じ夢を何度見ただろう。誰に呼ばれているのか？　何が怖いのか？　何か思い出せそうなのに、意識的に思い出そうとすると、それはするっと逃げてしまい、また記憶の海の中に潜っていってしまう。頭痛と吐き気だけが残る。

もう眠れそうにもないのでベッドにぼーっと座っていた。しかし突如「汚い！　汚い！　汚い私！　こんなに汚い！」という鳥肌が立つような感覚が一気に襲ってきた。気も狂わんばかりに小声で「汚い！　やめて！　もうやめて！　殺してやる！　あんたなんか殺してやる！」と叫びながらパジャマと下着を急いで脱ぎ転びそうになりながら浴室に向かった。熱いシャワーを頭から勢いよくかぶった。気持ちが悪くなり何度もえづいた。熱いシャワーを頭から浴び続けながら身体を隅々までごしごし痛いほどに洗っていると、少しずつ全身の血がきちんとした速度と量で循環するようになり、思考も感情も感覚も自分の中にいいバランスでなんとか少しずつ治まってくるのがわかった。やっとほっとする。

下を向く。ふーっとため息をつく。この夢をみると、いつもひどく疲れる。パニック障害の症状が治まったときのような変な感じの脱力感。自分の足が地についていないかのような浮遊感。生きていこうとするエネルギーのすべてを奪われていくかのように、自分の心がどんどんすり減っていくのがわかる。生まれてこの方何回繰り返しただろう、この自問自答。

「もう限界かもしれん。もうもたないかもしれんな」

「何が？」

「生きることが」

「今までだってそうやったやん。どんなに待ってたって誰も助けになんて来てくれなかった。

子どもやからって誰が助けてくれた？　救ってくれる人なんてどこにもいなかったやん？」

もう今までの人生だって半分以上死んでいるのだ。今の私は、二十二歳にしてつぎはぎだらけの残骸のような自我が、重い身体だけをひきずってあっちこっち幽霊のように移動しているだけのようなものだと自分自身感じていた。自分が自分に参加していない。自分が誰なのかわからない。日々を積み重ねるにしたがって時間はつながらなくなり、切なさが増した。自分ともう一人の自分の間にガラスが一枚挟まっている。自分を感じられない。それが日に日に強まっているのがわかる。最近では、やすといるときでさえも。パニック障害、離人症、解離性障害、自己同一性障害。時折うつ状態……天気予報のようになんとでも今の自分の状態に自分でも病名をつけることは簡単にできた。正直いつ死んだってよかったのだ。でもまだ待ちたかった。まだ生きていることの何か意味のようなものを信じたかった。

「でももうすでに人間じゃないのかも……、ね。まさき」

2　地獄の始まりと「まさき」

一九七五〜一九七九年　誕生から四歳

一九七五年、私ことまさきまほこは山陰の地方都市で次女として生まれた。二つ上に姉がいた。二人目は男の子の誕生をと両親は願っていたようだが、残念ながら私は、お二人のご要望に添えなかった。私の両親は京都でお見合い結婚をした。結婚式はしない、結婚指輪もない、披露宴もしない、新婚旅行もない、ただお互いの両親に結婚の報告をしただけだと、のちに母から聞いた。なんと母はそれで満足だったらしい。父から結婚後に「女なんて、結婚してしまえば奴隷みたいなもん。俺の言うことに逆らうな。よく憶えておけ」と言われた母は、確かにそのことを思い知らされた。まさに、奴隷のように扱われていたからだ。しかし、父は言葉巧みに罪悪感と責任を押しつけ、母を操作し、支配した。時折ある暴力や叔母や叔父への長ったらしい非難や愚痴に怯えて、母は父の命じることに粛々と従っていた。私が生まれた当時、父は京都の大学の大学院生、母は結婚後父親の勧めで医師を目指し、私の生まれ故郷にある大学の三回生だった。私が生まれてからも母は勉強に忙しく、私にはほとんど興味を示さなかった。私と父とは、ほぼ接触はなかったので、母が大学を卒業する三歳までは、母方の祖父母が私の実生活の中での両親の役割をしてくれていた。祖父母はやや放置気味ではあったが、優しく温かかったなあと大きくなってからも感触のようなものを思い出すことがあった。伊藤博文のようなあごひげの祖父は、外出するときにはいつもシルクハットをかぶって、杖を持っていた。そして私と姉を蒸気機関車が見える公園までよく連れて行って、遊んでくれた。祖母は、いつも割烹着を着て穏やかに上品に笑っていた印象ばかりある。幸せだった三歳までの記憶の中で鮮明なものが、「祖父と一緒にテレビで時代劇を観ている自分の後ろ姿を見ている自分」「姉とピンクレディーを踊っている自分を、げらげら笑いながら見ている自分」というものだった。後々考えると、私が見ている私は私の記憶なのか？　そもそもこれは、自分の脳が後々勝手に作り出した映像で実際にはそんなことはなかったのか？　別にこのことに拘《こだわ》っているわけではないけれど、大人になってからもあまりにも鮮明に憶えているものだから、何か意味があるのかもなあとも思っていた。

三歳になって、母が大学を卒業すると同時に、私たちは京都にある父の自宅に戻った。私にはまったく馴染みのない家。祖父から父への大学入学のプレゼントがこの家だったらしい……。過保護にもほどがある。そして悲しきかな私にはここが地獄の門となった。地獄の家の中には百合さんという腰の曲がった家政婦さんが住み込みで働くようになった。私はこの百合さんというおばさんが生理的になぜか受け付けなかった。多くの子どもがピーマンを嫌うように。

そして父はあまりにも両価的で分裂気質で、躁うつが激しかった。父には友達はいないし、同じ人が同じことをしても、ある時はべた褒めし、ある時はこき下ろした。医師であることと関係ないところで「自分は医師だ」とまず発言した。しかも病識や病感はまったくない。家と外でのギャップが大き過ぎて勤務先の病院では「絶対に怒らない仏の医師」などと言われていたようだが、自宅では般若《はんにゃ》だった。父が帰ってきた瞬間、自宅の雰囲気は一転し、全員が凍りついた。そして父はいつも「みんなの前ではちゃんとしてなあかん。でもな他人が見えない所ではな、ばれへんかったら何してもええんやからな」「嘘なんてしらっとついていくらでも他人は利用したらええねん」と言っていた。医師にしてどんな道徳教育だ？　なぜあんたがあのどでかい病院の内科部長だ？　人柄を一八〇度変えて、仮面をつけて仕事に行かなくてはならないのは相当のストレスだろう。そりゃこれだけ自宅で暴れるわなと子ども心ながらに思った。しかし、その道徳どおりに私たちは当直などで父がいないときにはまったくのびのび過ごしたが、父がいると全員が緊張し、自分なりの防衛壁を固めた。父は、混乱した子どものように怒っているか、馬鹿みたいに笑っているか、自慢しているか、その日のストレスになったことを家族中に八つ当たりするかのどれかだった。一見和やかに見えても、いつの間にかどんどん機嫌が悪くなり、はじめは罵倒され、その後は何の関係も理由もなく殴られ、蹴られ、外に放り出された。

一九七九年、私が四歳のとき、弟が生まれた。待望の男の子の誕生に両親は大喜びし、恐竜やら怪獣やらウルトラマンやらがそこら中に転がっているようになった。私と姉のおもちゃはほとんどなかった。一つずつだけ買ってもらえた姉とおそろいのハムスターのぬいぐるみで、たった一つでもそれでもとてもうれしくて、そのぬいぐるみがぼろぼろになるまでよく遊んでいた。そして、弟の誕生をきっかけに、私たちはお正月と夏休みの数日間は父方の実家に、父方の兄弟姉妹と共に集まることが定例行事となり、逆に母方の祖父母にはまったく会えなくなった。私の大好きなおじいちゃんおばあちゃんそっちのけで、馴染みのない父方の人々に会うことになった私の心境は、ただただ淋しかった。その上、この父方の親戚一同は四十歳半ばにして姉妹同士で取っ組み合いの大喧嘩をするわ、その横で長男が何事もなかったかのように子どもとお年玉を賭けてトランプをするわ……なかなか分別のある大人の世界では見られない光景をたくさん見た。しかし、私はそんな大人の世界より従兄弟たちと遊ぶことができ、近くに美しい川や山があったので、子ども同士さっそく仲良くなってそこらじゅう駆け回って遊んだ。しかし「誰かになぜか名前を呼ばれて押し入れに隠れても見つけられてなんだか痛い目に遭うというあの夢」をこの頃から頻繁に見るようになった。でもその意味もわからないし、その当時はあまりそのことに拘ってはいなかったように思うが、なんだか自分は他の子どもと何か違うような、言葉にできないなんともいえない不吉な感じがするようになっていた。

ようやく京都にも慣れ、四歳半になったある日。ピアノのレッスンから帰宅し、自宅の扉をがちゃりと開けた瞬間から不穏な空気が読み取れた。中に入りたくなかったが、ほかに帰る場所はなかった。私の家は悲しくもここしかないのだ。靴を脱ぎ、自宅に上がったとたん、待ち構えていたように父の平手が両頬を打った。「このくそやろう！　こっちに来い！　このぼんくら！　泥棒！」と家政婦の百合さんの所へ引っ張っていかれ、床に叩きつけられた。「何？　何がどうなってるん？」百合さんの部屋になっている畳の部屋で、まずは正座をさせられた。両親、姉、弟、百合さんの前で「おまえはなんで百合さんの預金通帳を盗んだんや！」とげんこつで父が私を殴った。「よきんつうちょう？　よきんつうちょうって何？　何に使うもん？」何が何だか本当にまったく訳のわからないまま、私は殴られ続ける痛みと混乱、混沌の中、泣き続けることしかできなかった。「なんで盗んだんや！　どこにやったんや！　言え！」「お前なんかいてもいなくてもええんや。泥棒め！」まだまだ殴られた。顔ではない。顔面だと虐待が周囲からもわかってしまうため、手、足、背中、胸、あらゆる顔面以外の場所を殴られ続けた。そのままほかの家族はそれを無言でじっと見ているだけだった。百合さんが「まあたいした額も入っていないので、いいのですけれどねえ。おほほほ」なぜ笑う？　あんたが。馬鹿みたいに悲惨な光景だ。叩かれ続けていると、はじめは痛みを感じたが徐々に痛くなくなった。私は心の中で殴打されるたびに数を数え始めた。「五十一ぱつ、五十二はつ、五十三ぱつ……」七十くらいまで数えた頃だろうか、急に身体が楽になった。一方、心は混乱を極め、私はもう訳のわからないまま「ごめんなさい。私がやりました。ごめんなさい。おとうさん。おかあさん。ごめんなさい」そうつぶやき続けた。そしてふっと顔を上げると、自分が殴られているのを自分も見ていた。そして無意識に自分にこう言い聞かせていた。「殴られているのは私じゃない」「私はこのむちゃくちゃな状況に負けない。もう痛くないから好きなだけ殴ればいい」「私はもう一生傷つかない。そう決めたんやから」そのままどれくらい経っただろうか、「こんな泥棒はもう家の子やないから出て行け！」と言われ、裸足のまま外に放り出された。ここまではいつものことだ。玄関のドアに向かって「ごめんなさい。もうしません。許してください。お父さん、お母さん」と叫び続け、ドアを叩き続けていると、一時間ほどでなんとか母がドアをそっと開けてくれるのだが、その日は事情が違っていた。何時間叫び続けても、誰も家からは出てこなかった。徐々に不安が強くなる。初秋とはいえぼろぼろの長袖一枚では、信じがたいほど寒く感じられた。どのくらい経っただろう。真っ暗闇に野犬の群れが見えた。放り出されたときにこれまでにも度々出会ったものだ。最初は恐怖で気も狂わんばかりに泣き叫んでいたが、最近は互いに慣れっこのようになっていた。しかし今日は自宅に入れそうな気配は微塵《みじん》もない。「ここで死ぬんか。早いな人生、もうどうでもええけど」と他人事《ひとごと》のように思った。暗闇で石蹴りをしたり、竹馬、壁打ちをしたりしていたがそれにも飽きてきた。もうできることなんて何もない。自分の無力さに腹が立った。そして近くにあるガレージの隅で三角座りのまま眠った。

翌日、早朝六時頃、何事もなかったかのように玄関が開き、母が出てきた。「あんたそんなとこにいんと、はよ家入って着替えて学校行く準備せな間に合わへんやろ、とろいな、ほんま。殴られたとこわからんように隠して行きや」と何の感情もなく平坦な口調でそう言った。「なんや……死ねへんかったんか……」と内心残念なようなほっとしたような気持ちが丁度半分ずつそこにあった。全身がだるく、寒気がしたがそうとも言えなかった。なんといっても医者の家なのに風邪でもひこうものなら「俺にうつすな！　近づかんといてくれ」と怒鳴られるので、おちおち風邪もひかなくなってしまっていたし、外出先でトイレに行きたいと言おうものなら「我慢せえ。家に着いてからしたらええ」と言われたので、私の膀胱括約筋《ぼうこうかつやくきん》は大人になってからもかなりの柔軟性をもっている。馬鹿みたい。ほんと馬鹿みたいだ。私もそう思いたい。この状態を笑い飛ばせるくらい現実的に力があればいいのに。悲しいかな私は子どもだった。この頃から自分の限界や、ものごとの善悪、自分を大事にすることや、人と自分との境界、自分の感情や感覚などがわからなくなりつつあった。私が先天的にか後天的にかはわからないが持っていたありがたき特性は、視覚的記憶力、客観性、人間という現象をとても愛しているという能力だった。これは本当に運がよかった。このことでなんとか生き延びた。

今までだって何度願っただろう。何度思っただろう。「誰かあいつを殺して」と。

「もう大丈夫だよ。俺がいる。大人になったら敵討《かたき》ってやるよ」

そしてこの日を境に私はもう一人の私と一緒にしばらく人生を送ることになった。もう一人の自分。男の子。名前はまさき。

「昨日は私をかばってくれてありがとう。まさき」

「あんなやつ俺がいつか殺してやる。安心しいな。まほこ」

3 幸福な時間としのびよる影

一九九五年　冬　二十歳

「おー雪や、雪が積もってんで。見てみい、まほこ！　うおー、テンション上がるう！」と朝っぱらからやすは私のマンションの部屋ではしゃいでいた。「あんたここの県民やったら雪なんか何回も見てるやんかー」と言いつつも、外を見た私はびっくりしてしまった。真っ白の銀世界の中、人も車もゆっくりと動いていた。遠くに大きな湖が見えて、時々雲の切れ間から太陽の光が差し湖面がきらきら光った。神様の光みたいだと思った。

「すごいすごい！　こんなに積もったん初めて見たかも」と私が言うと、「ほらみい。感激したやろー。五〇センチはあるで。たまには俺の言うこと素直に聞けや」と窓の外を見ている私を後ろから抱きしめて、笑いながらそう言った。

「ほんまやなあ。たまにはほんまのこと言うんや。一年に数回くらいやな」

「なんでやねん。俺の言うことはいつも真実じゃ。ほらあのマンションの駐車場のとこまだ誰の足跡もないで。俺が真っ先に行って足跡つけたろー」といって大急ぎで身支度をしている。

「私が先やもん」

「この負けず嫌い」

「あんたに言われたないわ」と言いながら私も急いでセーターを着ようとした。黒いタートルネック。私の冬の定番着だった。頭をぽんと出して着て首の所を綺麗に整えようとしたそのとき、ふと手が止まった。急に背筋に寒いものが走り、心臓はバクバクと早鐘を打った。悪寒、戦慄《せんりつ》、極度の恐怖。やめて……お願い……でも何この感じ。何？　何で今まで忘れていたのか？　知ってる。怖い。嫌や首のまわりに黒いものがあるの、嫌や。でもなんでかわからん。一瞬のうちに頭の中をいろんなことが駆け巡った。凍りついたように中腰で上半身ほぼ裸体のままぼんやりしている私を見て、やすは「まほこー。おーい。どないしたん？　その格好で行くんかい？　軽犯罪法違反、猥褻物陳列罪《わいせつぶつちんれつざい》で捕まるで」と言った。その言葉ではっと我に返った私は「いやー、いつも黒い服やからたまには違うの着ようと思って」

「おまえ、これからマンションの駐車場で雪まみれになりに行こて言うてるときにお洒落気にしてる場合か。あ、誰かに見られたら恥ずかしいんやろー。もしかして俺より好きなやつおるんちゃうやろな。んー？」

この天真爛漫さに今まで何度救われただろう。「そんなん教えへんわ」

「おー、こんにゃろう。俺様が服を選んでやる！　下はこの地味なチノパン、上は……上はそのいつもの黒のタートルでええやんけ」

「あ、せや、前の誕生日にやすがくれた、あのクルーネックのセーターにする。ピンク色でたまには女の子っぽいやろ」

「その前にそのベリーショートをやめて俺好みのロングヘアにしてくれ」

「いややー、ロング似合わへんもん」

「したことないのにわからんやろーが、この体育会系女子がー」とやすがぎゅうっと私を抱きしめる。あったかいよ。あったかい。

「やす、ありがとうな」

「おまえ、その時々言う死ぬ前みたいなありがとう、やめろ。俺も怖《こわ》なる」

「へいへいほー」

「はよ行かな誰かに雪踏まれてまうやんけ」と、その後マンションの駐車場でぎゃあぎゃあと二人、まだ誰も踏んでいない雪の上を駆け回り、「俺のほうがぎょうさん踏んだから俺の勝ちな」「私のほうがぎょうさん踏んだもん。あ、せや、私のほうが足が長いから絡みついてなかなか踏まれへんかったんやった」

「勝手に言うとれ」

雪は降ったりやんだりしながら結局一日中降っていた。マンションの前の田んぼも、国道も、大きな銀杏《いちょう》並木も、何もかも白かった。その日はずっと雪で遊んでいた。子どもの頃みたいに。雪はたくさんの魔法を私たちにかけてくれた。寒いのに暖かい空間。何もかもが普段より綺麗に見えた。それにいつもよりなんだかやすとの距離も近く感じた。「どこにも行かないでね」と小さくつぶやく。「神様、この魔法が解けませんように。もし解けるとしても前もって知らせたりしないでください」そう心の中でお願いした。

4 呼ばれる夢とタワシ事件

一九八一年　冬　　五歳

私は五歳になった。この頃には私の姉がすっかり母親代わりだった。頼りになるお姉ちゃん。喧嘩もよくしたが、姉は、この妙に出来はいいが心があやふやで言動は危なっかしく不安の強い妹（私）の面倒を、本当によく見てくれた。同じ姉妹でも性格傾向がまったく違い、また長女と次女という意味でも、両親の見方はまったく違った。姉は変化を好み、私は変化を怖がった。機能不全家族によく認められる役割として、姉は「面倒見のいい子」私は「いない子時々ヒーローまたは道化」弟は「道化」としていつの頃からか活躍するようになってしまった。むちゃくちゃな両親の前では自分の役割を無意識に自覚し、自宅ではただただ不安と恐怖心からその役割に没頭した。しかしある程度の年齢に達しても、「自分の好きなことをしていいよ」と言われると自分のことを自由にのびのびするというよりは「強迫的に」あるいは「駆り立てられるように」姉は漫画、私は本、弟はゲームか音楽に没頭するしかなかった。家という本来は安全地帯となるはずの場所が、私の家では刑務所と化していた。だから家では、何をするにも許しを請わなくてはならなかった。しかし姉は相当大人だったし、弟は両親にどれほどの虐待を受けても自分の主張を曲げなかった。その中で私は恐怖のあまり両親の期待どおりに、逆らわずいい子で従順に「将来医師になるためのマシーンのように」勉強に没頭するようになってしまった。自分の能力ででき る範囲ではそのやり方しか知らなかったからだ。そのため自分の意見が持ちにくく、自我が不安定で周囲の意見に大きく振り回されるようになり、その精神の不安定さを覆い隠すようにますます勉強と本に没頭していった。そんな中、姉がいなかったら私は確実にもうこの世にはいなかっただろう。そして、この頃の私たち姉妹の一週間は丸々お稽古事で埋まっていた。水泳、書道、塾、ピアノ、絵などなど。当時の日記には「どうかおけいこごとがへってあそべるじかんがふえますように」と何度も切なく書かれている。その上、毎日の心配事には「おけいこにおくれたらおとうさんにしばかれるのでどうかようちえんの『おわりのかい』でだれかがさわぎだしませんように」とある。もはや「医者でなければ人でない」という我が家では、子どもらしい夢やお願い事などもてるはずもなく、みんながケーキ屋さんや社長さんなど将来の夢を語った幼稚園の卒園式では「将来なりたいもの」は「魔法使い」だった。この頃には、すでに現実を生きることに疲れつつあった。自分に何かできる力や希望など、もうこれだけ無力感に日々さらされていてはもてるはずもなかった。小学校に上がる頃の私の疑問は

「自分を自分だと教えてくれるのは誰？　みんなどうして自分が自分だとわかるの？」

「みんなは本当と嘘をどうやって見分けているの？」

「みんなはどうやってたくさんのことを憶えているの？」

という三つだ。この時点ですでにかなり自己同一性に問題を抱えていたように思う。そりゃそうだ。初めてひとりで何かを始めるとき、不安いっぱいで、振り返っても母親の笑顔でそれで大丈夫と確認できたことなんてなかったのだ。三歳までは山と空だけが見えるだだっぴろい畳の部屋にころんと寝かされ、時々おばあちゃんが見に来てくれるといった状態でいることがほとんどで、人間関係なんてかけらもないような状態だったのだ。京都の家に引っ越してからは、「人間関係」という「絆」または「間」がどす黒く深い。まだそこにあるのが自然の風景だったことが、もしかすると、私の命をぎりぎりのところで助けたのかもしれない。しかし、自分がこの世にいるのかいないのかも、もうよくわからなかった。でもそんなことをずっと考えるのは怖かったので、なんとか現実から気を紛らわすようになり、怖いことやひどい言葉で罵られたり叩かれたりするときの痛みなどを「まさき」によく任せるようになった。「私はひとりじゃない。まさきが守ってくれるから大丈夫」と、かなりまさきに頼るようになっていた。

「まさき、ありがと。ずっと一緒にいてね」

「おう」

「よかった」

そして丁度時期を同じくして、「まほこ」という誰かに呼ばれる声が頻繁に聞こえるようになった。その声は、自分の中から発せられているものであることはわかったが、何のために呼んでいるのか、または呼ばれているのか、わからなかった。そしてその頃からエピソード記憶があやふやになったり、時にごっそり抜けてしまったりした。自分の写真を見ても他人のようだった。知っているのに知らない自分と同じ顔の誰かがレンズの向こうにいた。そしてどの写真にも笑顔はなかった。しかもこの写真どこで撮ったんやっけ？　という具合だった。さらには夜ふらふらと家中を歩いていたり、毎日おねしょをしたり、髪の毛をたくさん抜くようになったりした。それは両親の喧嘩が絶えない時期でもあった。父は怒って母を自宅に入れないようにし、そのときに私だけがなぜか母に腕を引っ張られて自宅に帰れず喫茶店を渡り歩いていたのだと後で母から説明されたが、何もピンとこなかった。ただこの時期によく母親から「男なんかろくなもんやないわ」「あんたも結婚には気ぃつけや」「働いて食べさせてやっているのやから足の裏揉《も》んで」「肩叩いて」と奴隷のように扱われ、自分の心の面倒を自分で見ることなどできなくなっていた。親子の逆転が頻繁に起きた。それでも私は母の笑顔が好きで母を喜ばせたかった。あるとき、母が「あれー台所のタワシがないわー、買い置きしたはずなんやけど」と言うのを小耳にはさんだので、「おかあさん困ってるんや。タワシか。どこに売っているのやろ」と商店街を探し、お小遣いの中から八十円出してそのタワシを買って帰った。ただ母の笑顔が見たかったのだ。だから私はうきうきしていた。ちょっとしたサプライズだ。しかし私がタワシを渡した途端、母は烈火のごとく怒った。私は訳がわからなかった。この家の人のやることはいつもよくわからない。母は「あんたが盗んだんか？　なんでや！　私を困らそうとして！　こっちは働いて好きなこともできひんねんから。あんたのせいや！」と大声で言いながら、箒《ほうき》を振り上げた。私は、太ももからふくらはぎにかけて何百回と「このろくでなし」「なんで逆らうねん」「子どものためにあの男と離婚できないんや」「お前のせいや。悪い子やわ」と罵倒されながら箒で叩かれた。だいたい百回叩かれると肌にある毛穴が赤くなり、湿疹のように浮きあがって見えた。二百回になると今度は全体的に腫れ上がり赤かった毛穴は青紫になり、毛穴以外のところが赤くなった。叩かれ始めるとぼんやりして泣きもしないので余計に叩かれたが、この複雑に絡み合った状況に幼児が対処するには「自分をなかったことにする」しか仕方なかった。自分が悪いと言い聞かせ、言うことを聞くほうが楽なことを知ったのもその頃だろう。この「たわし事件」以来「お母さんは私を守ってくれたりはしないんだな。お母さんは私が嫌いなんやな。私が好きで誰かにやることは全部怒られることなんだな。私は悪いだけの存在なんだな。やっぱりいらないんだな」と「自分の存在自体が罪悪、さらに自己主張は死に値する」という悲しい確信にいたったように思う。それでも毎日は進んでいった。私の記憶を破壊し、心に消えない傷を受け続け、それでも死ねなかった。実際に自分に起きている何かを理解するには私はまだ幼過ぎて死ぬことさえ思いつかなかった。

5 自分の弱さ

一九九六年　春　二十一歳

「留学しようと思ってんねん」

ある晴れた日の午後に二人でランチを食べていたときのことだった。うれしそうに、そして少し申し訳なさそうにやすは私に言った。つき合って四年目になろうかという時期だった。内心は「マジかーかなりへこむで」と最初素直に思った。が、強烈に意地っ張りで、負けず嫌いな私の口から出た言葉は、「ふーん、前からイギリス行きたいって言うてたもんなあ。どのくらい行くん？　二年くらい？　まあ待ってるから心配しないで行っといでよ」というクールな言葉だった。あまりに動揺していたのでものすごく早口になってしまっていた。

「九カ月や。お金もないし。それよりお前なんか悲しいとか淋しいとかないの？」と苦笑いしながら、やす。

「だってそんなん今から言うてたらもたへんやん。怖いもん私。でも大丈夫〜、ほかにかっこいい人見つけて、神戸でデートでもしとくわ」

「ははは……おまえが言うと洒落にならんわ。やめてくれ」

九カ月と言われたときは、ほんとはすごくほっとしたが、顔には出さなかった。もっと長いのかと思っていたからだ。笑いで包まれない生身の感情を人に知られることを恐れる私はちらっとやすの様子をうかがったが、私のこのとりつくしまのないクールな態度は、彼の中ではいつものこととして処理されたようだった。大好きな人にさえ本当には心が開けない。心底悲しかった。家の事情を全部説明するなんて無理だ。伝えられたとしても引かれて別れられるのがおちだし、それが一番怖かった。だから今までにも家族の深い話は、避けざるを得なかった。「結婚相手は医師でないといけない」「医師志望以外の男性は自宅に入れるな」なんてどうして説明できよう？　すべてを開いて近づきたいのに、自分がやすともっと距離を縮めたら、彼は私のもとを去ってしまうだろうと思ってしまう。私が彼をたくさん傷つけてしまうかもしれないと思うと、一定の距離を置くよりほかに今はなかった。距離があってもたった独りはもう嫌だった。もうあの自分の人生に誰も参加してくれていないような独りは怖かった。

「九カ月ならなんとかなるかもしれない」私はなんとか軽く考えようと必死だった。人間の無意識のことなんて何も知らなかったその頃の私は、その時にはその留学が隣町に行ってしまうぐらいの感覚にしてしまおうと頑張っていた。「悲しくなんかない」「淋しくなんかない」そう思いたかった。でも全然できなかった。

一瞬ぼんやりしていた。風が私の心とは裏腹にさわやかに吹き抜けて、甘い花とコーヒーの入り混じった香りがカフェにふわっと広がった。

「まほこ。どうした？ イギリス一緒に行かへんか？」と聞いてきた。はっとした。内心すごく行きたかった。ビートルズもオアシスも大好きだったし、何よりやすと離れたくなかった。

「行く。親を説得するわ」と答えることができたらどれほどに幸せだっただろう。習慣性無力症。あの両親に何を言ったって無駄なのだ。もう一回殺される回数が増えるだけだ。はーっと大きくため息をついた後、「いや、いいよ、お金ないし、大学も実習に入るし、親もうるさいし……」

「そんなん聞いてみなわからんやんけ」

「違うねん。うちは無理なんよ……やす……」それ以上には何も言えなかった。涙が一粒ぽろりと落ちた。

その後はいつから行くのかとか、どのくらい費用がかかるのかとか、そういう現実的な話をした。自分だけ留学することに多少なりとも罪悪感を覚えていただろうやすは、私に泣きわめかれなかったことにほっとしたところもあったようだった。そのときはそう思ったが、そういう私の「感情に揺さぶられない冷たさと自分の意志で決めない態度」が彼に留学を決意させたのかもしれないと、あとになって思った。もうすべてが遅かったけれど。何をしていても妙に冷静で必死さが足りない。普段からそうだった。自分の家の中の状態を考えると、自分の感情を時に応じてごまかしたり隠したりしないといけない。だけどそのわけも話せない。四年も一緒にいるのに触れられない私の生の感情。特にネガティブな感情に関しては、「まほこ」が「私は絶対傷つかない」と決めたあの幼い日から「まさき」に、ほぼそのすべてを任せてきたのだ。「まほこ」が知らないのだから「まほこ」とつきあっているやすに私のすべてが理解できるはずもなかった。単に負けず嫌いだから冗談で相手を困らせたり、戸惑わせたりするようなことを言う幼い私の一部としての言動だと自分でも思っていたし、やすからも「おまえ、俺のこと別に好きとちゃうやろ？　困らせ過ぎや。ちょっとは自分に責任もてや」としんみり言われることがあった。冷めたコーヒーはひどく苦く感じられ、周囲の平和な人々の会話と自分の心境のギャップになんとなく私はぼんやりしたままだった。そしてその日やすと別れてからの記憶はまったくなかった。

生身の大好きな人が実際にそこにいなくなること、手をつないだり、キスしたり、冗談を言ったり、一緒にドラクエをしたり……そんな今は普通にしていることがいっぺんにできなくなってしまうなんて。やすの存在が自分にとって大きくなり過ぎていて、彼がいつも肌を通して、私にくれていたあのパワーがなくなるなんて、本来見かけよりずっと繊細で弱い私が独りでやり過ごすにはその範囲を超えていることを半分は知っていながら、まだこのときは甘く考えていたかった。性格が極端なため、決めたことはとことんやってしまうし、人に相談することもまったく思いつかなかった私は、また痛みも寂しさも感じないようにしながら時間をやり過ごせばなんとかなると思っていた。今までだってそうしてきた。「まさき」がいてくれれば、何も感じないようにするやり方は得意だった。いつもそうして生きてきたのだ。私にとって「まさき」と一緒であることに、あまりに幼い頃から慣れ親しみ過ぎていて、人はみんなそういう心の構造になっていて、「心の相談相手で、痛みをひきうけてもらう人」がいるものだと思っていた。何の疑問ももたず、「ああまたつらいことを乗り越えるあれやな。またそれでいこう」と何の感情も伴わない単純作業として処理するつもりだった。自分の心が不健康なのか健康なのか境目がまったくわからず、そのやり方しか知らないまま。怖いくらいの依存心と受動性、虚栄心。馬鹿な私。自分のことをよく知らないで安請け合いしてしまったのだ。幼くて、甘ったれていて、悲しい一人分の決断。本当に自分全体として言動に責任をとる意味も教えられていない。ずっとそうしてやってきた幼い頃からのやり方。今までは「まさき」がひきうけてくれた痛みは「まほこ」は憶えていなくてすんだのだ。だけど徐々に、しかし確実に、ものごとはいろいろな意味で動き始めていた。

6 小学校入学、家からの解放

一九八二年　春　・六歳

六歳になった私は小学校に入学した。一番うれしかったのは自分の足で登校できることだった。自宅にいる時間をできるだけ短くしたかった私は、朝食も食べないで朝七時に自宅を出て、三十分かけて歩いて登校した。当時の家は京都の大文字山の麓、銀閣寺のすぐそばにあった。そのため、通学路のほとんどが「哲学の道」であり、桜と疎水を大きな軸にして四季折々の美しい風景が楽しめた。その頃はそのことにあまりありがたみは感じていなかったが、登下校は楽しかった。春は満開の桜、梅雨時には少しずつさくらんぼがなり、夏の昼間は蟬の声、夜は蛍の淡いたくさんの光、秋は紅葉で落ち葉の絨毯、冬は静かにきりっとした綺麗な空気、雪が降れば桜並木に積もるどこまでも白い路。どんな悲惨な状況でも自然は、両親や百合さんよりはまだ私にずっと優しかった。勉強もスポーツも出来不出来は別にして、とにかく学校が大好きだった。当時は気にも留めていなかったが、私は出来る科目と出来ない科目はあまりにもハッキリと分かれ過ぎていた。というのも、算数、理科はほとんど出来ず、国語、社会、作文、図工、音楽は飛び抜けてよく出来た。これで将来理系に行くのは、普通に考えればありえない話だ。つまりその頃の私は異常に記憶力がよかった。自分では普通だと思っていたが、まず視覚を中心に一度記憶すべき対象をそのまま脳内に転写し、後は必要なときに辞書のように必要な部分を取り出すという仕組みが出来上がっていたためだ。その仕組みが先天的なものか、後天的に過酷でゆがんだ環境が生み出したものかはわからなかった。しかしその一方で、「自分の力で考えなさい」という算数や理科などの科目は全く理解できなかった。単純な計算などは塾の力も借りて憶えられたが、ゼロという概念や文章題はその意味すらわからなかった。だからとにかく問題を、数をこなして丸憶えした。だから理系科目の点数は私にとってはロシアンルーレットのようなものだった。しかしこれは得意科目、不得意科目くらいの差だと勝手に思っていた。勉強面だけでなく日常生活でも自分の頭で考えようとすると極度に混乱し、訳がわからなくなり、頭が真っ白になって頭痛がした。でもその理由なんてわからない。自分の家は、普通の家だと自分では思っていたのだから仕方ない。それを標準にして、あまりにもひどく受け入れられないものはどんどん「まさき」にお任せするようになっていた。

そして相変わらずごっそり記憶は抜け落ちたり、変なふうにつながったり、真夜中に目覚めたときや雑踏に紛れているとき、自分が誰かわからなくなり、自他の境界が不明瞭になったり、昨日と今日のつながりが「一人の自分自身」として感じられなくなったりしつつあった。買った覚えのないものが部屋にあることや、学校に行ったつもりが全然違う場所にいることがあった。怖かったが誰に相談したらいいのかわからず、私の知らないところで「まさき」が窮地と戦ってくれている結果なのだろうと信じていた。その上、その日どう生き残るかが一番大事だったので、自分の身に起こっていることを何がどうなっているのか理解するなど、全体を客観的に見る余裕があまりなかったし、もし、この頃そんなものが見えたとしたら絶望して死んでしまっていたかもしれない。

「知らない方がいいこともある」と誰かが言ったのを聞いたことがあるが、まったくそのとおりだと思う。大人なら逆だが子どもなら確かにそうかもしれない。

7 独りの日々

一九九六年　梅雨　二十一歳

私の心はどんどん暗い方にいっていた。やすがまだ日本にいても、真横にいなくなると不安に苛まれた。「これからこういう感じの不安がいつもあることになるんかなあ？　嫌やな。知りたくないな。やすがイギリスに行った後にやってくる気持ちなんて」と素直に思った。母には「やすの留学についていきたい」と告げたが、「医学部だけでもお金かかんのになに言うてんの？アホか」と一笑に付されて、話は数分で終わった。やっぱり。自分の家でのことは、何事であれ最悪のシチュエーションを散々先回りしてシミュレーションしておかないと、あまりにもひどく傷つくので、そういう心の癖がついてしまっていたが、だいたいのことは、考えていた最悪よりもっとずっと悪い結果になることが多かった。特に頼み事をするときや、みんなで協力するときに関してはそうだった。やすと一緒に行けないことがはっきりとわかってからは、あまり何も考えないように目の前にあることを意識的に集中してやっていた。そうでないと、心が全部涙の洪水の中にのみ込まれそうだったからだ。やすの持っていくものを揃えたりしていると、自分も旅に出る気分になり少しうきうきした。最低限のものしかもっていかないというやすに、「醤油とかお味噌汁は？」と聞いたりしていたら、「なにお前テンション上がってんねん。ちょっとは寂しがれや」と言われたときには、もうぽろぽろと大粒の涙を落としながらパッキングしていた。そんな私を見て「ごめん。どうしても今の環境から出て、英語で将来勝負できるようにしたいねん。ごめん。でも待ってて。絶対浮気なんかしないし、絶対に帰ってくるから」私は泣きながら「うんうん」と言うしかできなかった。

六月半ばに、やすはイギリスに行ってしまった。見送ったら自宅に帰らないでそのまま消えてなくなりそうだったので、空港には見送りに行かなかった。できれば何も感じたくなかった。これからやってくることに私の心はすでに守りの姿勢に入っていた。はじめに寂しさやつらさを感じ過ぎてしまったら、あとが続かない。うまくいけば何事もなかったかのように通り過ぎることができるかもしれない。いつもどおりぼやかしてずらして現実を感じたりしないように「まさき」にも手伝ってもらって。「いってらっしゃい……」と余裕の笑顔でいたかったのに、気がつくと独りっきりの部屋の中で大泣きしてしまっていた。さらにいつの間にか、最近はまさきとはあまり会話ができなくなってきていることも不安だった。その頃の私にとっては、現実を自分という一人の人間の分量で正しく見つめて、自らの言動に自分の分だけの責任をきちんととっていくなどという普通の成人が普通にやっているであろうことは、太陽を直視したり、火を素手で触ることに似ているものがあった。普通の現実が怖かった。

やすが行ってしまってからも、はじめの数カ月間、私の生活はびっくりするくらいに同じだった。大学に行き、バレーボールをし、友達と馬鹿話に花を咲かせ、帰宅。テレビを見て、お風呂に入って、眠る。ただ、テレビは以前よりたくさん見ているようになり、雑誌の量が増え、スーパーや本屋に行く回数が多くなり、ご飯の量が増え、お風呂と睡眠時間が長くなっただけだった。いつもなにげなくやっていることが少しずつ長く、多くなっただけのこと。ただそれだけのことで、別におかしいとは思わなかった。表面上は今までどおりの生活。もちろん「さみしいわ。やすに会いたい」とは思ったが、それに対して積極的な対策をとらなくてはならないとはそのときにはまったく思わなかった。

そうしてなにげなく過ごしていたつもりだったが、本当は少しずつ、少しずつ違ってきていた。しんとした部屋で目覚めたり、帰ってきても電気がつけっぱなしだったり、ご飯のときに皿が一人分だったり、テレビを見て笑って何か言っても独り言になったり、ひんやりした布団に入ったり、意味もなくぼんやりしていたり。つい最近まで何でも二人分に慣れていただけに、今は何でも一人分であることの力が大きくなりはじめていたが、まだ深刻さはなかった。一人の時間が多い。私にとってのそのことの重さを、そのときには知らずにいた。

今思えば、なんとかいやらしく取り繕ってでも、日々の生活を自分の力だけで送れる仕組みを、必死でしかも即席で組み立てようとしていたのだろう。「また独りでなんとかしなくてはいけない」はじめのところが肝心なのにはじめの決断から独りだった。いつものことだ、何も感じなくていい、同じように対処しよう。最近はもうすっかり「まさき」とははっきりと会話できなくなっていたが、代わりに私の中には「何もなかったことにする箱」というものができていた。以前は「ネガティブなことのすべて」を「まさき」に任せていたが、今ではいいことも嫌なことも全部ひっくるめて、自分の感情をその箱の中にぽんぽん放り込むようになっていた。「まさき」も自分がひきうけた怒りの感情をその箱に放り込み、もう自分の任務を放り出したようで、何も引き受けず、かといって姿も消していないような気がした。だから記憶やらものごとの前後関係など、何もかもに収拾がつかなくなりつつあった。特別に意識していたわけでも誰に言われたわけでもないのに、その箱は気づいたらそこにあり、便利なものとして活用されるようになってしまっていた。しかし「やすの不在」はこの箱に入れるには大き過ぎた。だからこのような幼い防衛手段を用いた決断は悲惨な生活の始まりであり、箱の蓋は少しずつ少しずつ開きはじめていた。

よくよく考えてみれば、今まで四年もそばにいた恋人が急に遠くに行ってしまい、会えなくなってしまったのだ。命にはかかわらないにしても、真剣に恋をしていたのであれば普通に淋しくてつらいことだと思う。友達に相談していれば、きっとほとんどの人が「そりゃつらいなあ。でも一緒になんとかやっていこうな。なんでも話して。大丈夫やって。大丈夫、大丈夫」と言ってくれただろう。ちょっとした悩みを人に相談して聴いてもらう。一緒に抱えてもらう。そういう人に対する気楽さ、気軽さ、信用して話をすること。そんなの、私は知らなかった。家では「誰も信用するな。必ず裏切られるから」と言われてきたし、「家での出来事は誰にも話してはいけない」という暗黙の了解があった。自分になかったものはわからない。自分でやってこなかったこと、教わらなかったことはどんなにひっくり返っても自分の中からは出てこない。人が私の奇妙な客観性を理解できないのと同じだ。「友達に相談する」そんなきっと普通であろうことが、とりわけ愛情に関わることの場合、本当に考えもつかなかったのだ。

それが一番悲しいこと？　一緒に痛みも喜びも分け合って小さくすることの力、人間のもっている一番素敵な魔法の力を知らない。「なかったことにする」以外に方法なんて教えてもらっていない。そう、自分自身がいないかのように、いなかったことにする子どものように扱われてきたように。ロストジェネレーション世代のロストチルドレンだ。悲し過ぎて笑えない。無意識に自分の家で教えてもらったことを繰り返している。自分が学んできた領域をまったく疑いもしなかった。とことんいってしまうまで解けない魔法。小さな悲しいことを自分の中だけで深刻にして、本当に大事なことを軽く受け止めてしまう。何かの呪いみたいだ。タロットカードの大アルカナの最初の八枚までがめちゃくちゃにこんがらがって、登場人物が好き勝手に口々に話しはじめたような感じだ。混沌、混乱、無秩序、支配、操作……私の内側で起こっていることは外見からすぐにはわからない。ずっとそんなところにいたのに、自分では全然気づかなかった。

8 かずえちゃん

一九八四年　春　八歳

小学校二年生までは、クラス全体に比較的おとなしい子どもが多かったこともあり、私は自宅でも学校でもおとなしい子どもだった。また同年代の子どもの平均的な中心より自分の中心が極度に小さいためか、周囲の様子には些細な変化でも、その変化が楽しいものであれ悲しいものであれ、そのたびに自分の心も体も左右されてすぐに腹痛になる、風邪をひく、目が見えなくなる、ぱたりと倒れる、夜眠れないなどのさまざまな症状が頻繁に出るようになった。しかし家に帰りたくないので、ひたすら保健室で相当の時間お世話になった。この頃には自宅に百合さんといるより習い事に行く方がずっと気楽になってきていたし、下校時間ぎりぎりまで友達と学校で散々遊んでから帰宅した。時々習い事をさぼるとやはり暴言、暴力、家からの締め出しは繰り返されていたが、こっちにもう「まさき」にすっかり任せるようになっていたのか、単に慣れてしまったのか、「またかあ」「お腹空くなあ」と思うくらいの余裕があった。とても悲しい余裕だ。「特に変化なし」とでもカルテがあれば書かれそうだった。何度も言うようだが、この慣れほど恐ろしくまた優しいものはない。

この慣れ親しんだ機能不全家族の中で、そのすべてをベースにして日々は過ぎていった。土壌がこのような状態では、種をまいて一生懸命育ててもなにかどす黒い穴のようなものにすべてが吸い込まれていき、心には何も育たなかった。

しかし小学校三年生になった春。二年に一回、一学年四十八人、四クラスの中で組替えがあり、今まで知っていた友達とはまったく違うタイプの子と一緒になった。たくさんしゃべる子、スポーツ万能な子、おもしろい子、大きい子、小さい子、黙ったままの子など、いろいろな子どもに出会った。そういう歳にみんななってきていたのだろう。その中に「かずえちゃん」という女の子がいた。かずえちゃんは自分のことを「俺」と呼び、授業中も席を勝手に立って歩いたり、大声で叫んだりするので、自分まで巻き添えをくらって先生に怒られないかと、私はいつもひやひやしていた。そのかずえちゃんがある日、自分の席で本を読んでいる私のところにずかずかとやってきて、突如「なあ、まほこはもっと自分のこと言うていいと思うで。あんたほんまはめっちゃおもろい子やろ？　もっとしゃべりーな」と、ものすごく顔を近くまで寄せて私に言ったのだ。私はひどく戸惑ったが、生まれて初めて「黙っていないでいい」と免罪符をもらったような気分になり、すごく楽になったような、自由になった気がしたものの、語彙が少ない当時の私は、すぐには状況がのみこめず「？？？　え？　あ？　うん。ありがとう」としか言えなかった。しかし、この日を境に、私はご飯もたくさん食べ、学校ではよくしゃべるようになり、勉強もよくするようになった。髪の毛も抜かなくなったし、お腹も痛くなることが少なくなった。教科によっての出来、不出来は余計に目立ったし、体重も異常に増加したけれど、そんなの、私の内側ではどうでもよかった。初めて自分の存在を認めてくれる人に出会った気がした。初めて自分の居場所がある感じがした。このときのうれしさはなかなか言葉にしがたい。人と話すときその内容がめちゃくちゃだったり、大人からみたらほとんど意味がないように思えるような意味不明な会話だったりしても、思いっきり声を出したらこんなに楽しいなんて。それに友達を笑わせたり喜ばれることをしたりすることで自分も楽しくなるなんてすごい発見だった。「まさき」に任せなくても、友達と一緒にいると、まるでつらいことなんてないかのように家での悲惨さを忘れられることもあった。だからなのか、外の世界での会話が増えた分、「まほこ」と「まさき」

の会話は格段に減っていった。ちょっと「まさき」と距離があくと前は不安だったが、「きっとまたまさきとしゃべらないといけない危機が必ず来る。だって『まさき』は『まほこ』だから」とわかったようなわからないようなことを当時は子どもながらに思っていた。

そしてかずえちゃんには「ありがとう。かずえちゃん。私になぜそんなあったかい言葉をくれたのか理由は全然わからんけど、あんたのその言葉、私絶対に忘れへんで」と心の中でかずえちゃんに何度もお礼を言った。今でもそれは変わらない。よく知りもしない私に「心を言葉にこめて解き放つ」という自分を解放する術を教えてくれた最初の人。ほんと、ありがとう。

しかしこの解放感とは裏腹に、不眠とあの悪夢は続いていた。夜になると呼吸の仕方がわからなくなった。だから夜は嫌いだった。真っ暗がりも嫌いだった。

9 拒食の始まり

一九九六年　盛夏　二十一歳

夏になった。大好きな夏。蟬がわしゃわしゃ鳴き、高校野球が始まり、部活の合宿があり、蚊取り線香の匂いがしたり、冷や麦を食べたり、花火大会に行ったり。春生まれなのに夏が大好きな私は、やすがいなくてもそれなりに楽しく過ごしていた。やすはマメな人だったので、絵付きのはがきや手紙をたくさん送ってきてくれた。今日はどんな授業があったとか、どんな友達ができたとか、何を食べたとか、ロンドンのどこに連れて行ってもらったとか、英語がどのくらい話せるようになったとか、そういう日記みたいなことがシンプルな便箋に事細かに書かれていた。汚い字。中学生の男の子がそのまま大きくなったような筆圧の高い字。手紙の内容よりもそのことの方が何倍も愛おしく思えた。胸の辺りがじんわりなって痛みが広がる。好き過ぎて悲しいのか、うれしいのか、よくわからなくなった。やすはここにはいない。自分の手の届く距離にいない。自分で普段感じないようにしようとしている痛みが、手紙を見るとちくちくなった。たいしたことじゃないと思いたい。夏だし。大好きな夏だし。友達もいるし、バレーボール部のでかい大会もあるから、それも楽しみだし。

だけど、どんなに否定しても嫌な予感はしていた。昔にもあった何かを思い出しそうで、それが何かはっきりわからなかったけれど、あまり深く考えたくなかった。そういう感触の何か。心の奥底に封印したもの。本当に起こったことの何倍もの力をもっている無意識の箱にでたらめに入れてきた何か。やすが目の前にいないという現実がきっかけで自分の中にある不確かな、ろくでもない要素、そのことの方がずっと怖かった。その怖いものが復活する予感があって、本当は気が狂いそうになるほど嫌だった。遠い遠い昔に自分を分割してでももう二度とは感じたくない痛みが、確かに私の中にはあった。「何もなかった箱」の蓋が開かないように必死で閉じようとしていた。

しかし七月末頃。「最近食べ過ぎやなあ。部活をしているにしても、このままだとやすが帰ってくる頃には大変な体型になってそうやなあ」何がきっかけで自分の体型を気にするようになったのかはわからない。大量の情報化の波の中、どうしてそれを拾い上げてしまったのだろう。よく言われるみたいに誰かに「太ったね」とか言われたわけではなかったし、多少の体重コントロールはできた方なのに、徐々に普段は気にならないことにやけに注意が向くようになっていた。独りで一つのことばかりを考え続けていると、小さなことでも不安や恐怖がどんどん大きくふくれあがり、本当に深刻なことになってしまう。

きっと誰かといて、心を許して話ができていれば違っていた。友達にも誰にも自分の弱い部分を見せないようにしてきた。だからこのときも私は独りだった。どんどん独りの思考にのまれていった。自分ではどうしようもなかった。何か変わらなくては。今のままではだめだ。放っていかれる。いなかったことにされて、やすに捨てられてしまう。急にそんなことを思い、不安が大きくなっていった。

言われてみれば幼い頃からそうだった。振り返っても誰もいない。昔と同じだ。自分を確かめるものがない。これでいいのか確認してくれる信頼できる大人がいない。自分がいかに幼い心性をもったままこれまで生きてきたのか見せつけられる思いだった。一生懸命に私なりにやってきたのに、両親からはいつも「できて当たり前」と言われてきた。けなされたことは星の数ほどあっても、褒められた覚えはほとんどなかった。

そして私は自分のこれまでの人生の中で、中学、高校、浪人という七年間のあのくり返し懐しく思い出しても力を吸い取られない最高に温かい思い出を全部、自分の空想の中で再現しようとした。その一方で、寂しさや孤独感などの、ネガティブで自分にとっては激烈と感じられる感情のすべてを憎み、切り離そうとした。全部消したかった。大きな変容を求めていた。なぜなら、どれも「本物の一つの私ではない」からだ。そして、また独りで決めた。それしか思いつかなかった。私は誰かと手をつなぐという至極適応的な行動をとるのではなく、とんでもないものとタッグを組んでしまった。ダイエット。「あのときも痩《や》せて楽しくなったやん」と中学校三年以降に部活をやめて自然と痩せていったときの、あの楽しみを身勝手にも、「痩せること」イコール「楽しいこと」「自己同一性」と勘違いしてしまっていた。現実に活用できるエネルギーを取り戻したかった。出来さえすれば不可能なことが可能になる。そんな気にさせる雑誌のダイエット広告。ふと目にとまって離れなくなった。はじまりはいつも夢見心地だ。すべてが叶う。そんな気にさせてくれる。そうしていつのまにかそれに依存して、それに耽溺して戻れなくなってしまう。そんな怖いことも知らないで、むしろ「痩せて綺麗になったら、やすも喜ぶもんな」と無邪気な気持ちだった。

10 拒食の恍惚と謎の血だまり

一九九六年　秋　二十一歳

秋。虫たちがたくさん鳴いていた。田んぼがマンションの近くにたくさんあるので、綺麗な音色が聞こえる。例年なら窓を開けて、鈴のような音を聞きながら床につくのだが、今年はそんなことが思い浮かぶ心の余裕はなかった。私の訳のわからない焦燥感はますます大きくなっていった。

私は、まず晩ご飯を抜くことから始めた。単純に食べる量を減らせば痩せるだろうと思ったからだ。一人暮らしだったので、食事代も浮くし、痩せるから今までは着られなかったような可愛らしい服も着られるようになるしと、はじめは結構素直にうきうきしていた。でもそれだけではすまされなかった。決めたことはとことんやる。極端に決意し、それを密かに宣言し（幼い頃は「まさき」に相談し）、警戒してから実行しないと、いつも願いは叶えられなかった。気軽に自分の願いを誰かに伝えたり、甘えたり、頼ったり、相談したり、失敗したり、やり直したり、途中でやめたりすることは許されなかった。家族に相談なんてありえない話だ。もうここまできたら十分だ。ちょっとくらい失敗しても笑って許してもらえる。安心までの道のりはいつも遠かった。とことんまでいかなくては安心できない。だからダイエットも同じふうになった。私はどんどん痩せていった。極端に食べる量が減った。そうしていろんな骨が突出し、あばら骨がくっきりと見え、顔色もみるみる悪くなっていった。

それに毎日の生活が硬直して強迫的なものになった。朝はリンゴを一個、昼にトーストを一枚食べ、コーヒーをブラックで飲む。夜はもやしとわかめにノンオイルのドレッシングをかけて食べるという徹底ぶりだった。毎日同じ時間に同じ量の同じ食べ物を食べなくては気がすまなくなった。その上カロリー計算が頭から離れなくなった。トイレに行ったら何キロカロリー消費、階段を何段上ったら何キロカロリー消費、お風呂に入ったら何キロカロリー消費。合計五十キロカロリー消費したら飴《あめ》を一個食べてもいいというような具合に。自分の言動一つひとつに異常に意識が向いてしまい、おおげさでなく呼吸することもなんだか大変なことのようになってしまっていた。朝から晩まですべてがそういう油断できない感じだったので、とても疲れた。眠りも浅くなり、なんだかぼんやりとして今が一体いつなのかわからなくなることも多くなった。今思うとものすごい低血糖、飢餓状態だったのだ。今ならそれはとても怖いことだと認識できるが、そのときには本当になんとも思わず逆に恍惚《こうこつ》感さえあった。

そんなめちゃくちゃな状態にもかかわらず、私は満足だった。痩せていくというその過程に魅了され、依存し、降りられなくなっていた。毎日鏡の前でウエストや太ももの厚みをチェックした。減っていく数字。目に見える達成感。たまっていくお金。周囲から心配してもらえるという安心感。痩せているという優越感。「まだまだいける」無限に思える自分の力。生まれて初めて手にした、自分を支配し、コントロールできているという感覚。解放感で心はいっぱいだった。思いどおりにできた初めてのこと。誰にも渡さない。もう誰にも、私を支配させたり、操作させたりなんてさせない。

しかし、時を同じくして、実際に私の身体にはとんでもないことが起こっていた。バレーボールばかりしていた夏休みが明けた頃だった。九月半ばにして身長一六〇センチメートル、体重五十五キログラムから四十キログラムまで体重は落ち、生理は止まっていたが、まったく気にしてはいなかった。その日はなんとなくお腹がだるく、身体も重たかった。しかし自分から病院に行ったことなんて歯医者くらいしかない私は、病院に行くことなんて考えつきもしなかった。病気になったら「俺にうつすな。この病原菌！　俺にうつったら患者にもうつるやろ！　お前責任なんかとれへんやろ！」と罵《のの》られてきたのだ。「病院に行くこと」イコール「罪を犯すようなもの」だった。それが身体に染みついていた。相当重病になっても自分では気づかないようなことに慣れてしまっていた。だからその日も、重たい身体で無理やり自転車に乗り、大学に向かった。途中ものすごく急で長い坂道があるのだが、ここも気合いで乗り切った。風邪とかなら身体が動きだせば、なんとなくしんどい日でもまあそれなりに症状を無視して過ごせた。とにかく私は病院に向かわず大学に向かい、ひととおりのスケジュールをいつものようにこなして帰宅した。立っても座っても腹痛の度合いは変わらずだった。帰宅後気が抜けたのか、もうお腹は異様に痛かった。「これはやばいかもしれん。なんか本物の病気っぽいかもしれん」医大生でも自分の感覚には客観性を欠く上に「病気」イコール「罪」という家の法則に縛られていたので、何も判断できなかった。そんな余裕もなかった。冷や汗をかきながら、とにかくトイレに駆け込んだ。トイレに入ったとたん私の意識は途絶えた。

次に目を覚ましたとき、一瞬自分がどこで何をしているのかわからなかった。どうやら仰向けに寝ているらしい。見慣れない天井。「あっ、お腹が痛くて病院に行ったんやっけ？」と結構すぐに思い出した。いやいや、行った覚えはない。しかし、お腹も今は痛くない。代わりに身体が狭いところに無理やり押し込まれるように変な格好で仰向けになっていたので、身体中の関節が痛かった。とにかく起きよう。と身体を起こしたときに何かにしこたま頭をぶつけた。それは便器だった。私は絶句した。私は洋式トイレの床に縮こまるように変な格好で寝転んでいた。そのこと以上にびっくりしたことに、床一面血だらけだったのだ。その血だまりの真ん中に寝ていた。血だまりの中には何か形あるものがあった。あとで思うとさほど出血は多くはなかったのかもしれないが、そのときの印象としては「血の海」という感じだった。「？？？　刺された？」と思ったが、自宅の鍵は閉まっている。ここまできても病院に行くことは無意識に避けていた。しかももうどこも痛くなかった。とにかく黙ってトイレの床を掃除した。その後シャワーを浴びた。どこも怪我はなかった。トイレに倒れたときにできたと思われる打ち身の痕が肘や腰などにあったが、重傷とは感じなかった。ただ、貧血なのか、ふらふらとして立っていられなかった。

「今っていつやったっけ？　このまま死ぬんかな？　まあええわ」と思いつつ、ぱったり倒れるように、ベッドの上で私はまた泥のように眠ってしまった。

次に起きたときには夜になっていた。寒い。まずテレビをつけた。何月何日やっけ？「100－7」は？　などと大学で教えてもらったいくつかの記憶に関する質問を自分にしてみた、大学から腹痛にのたうち回って帰宅したあのときから、ほぼ丸二日が経過していた、さらに「やばい、病理学の試験まであと二日しかないやん！」とやたら現実的なことを思いついていた。「血だまり」のことはあえて考えないようにしようとした。「流産」という言葉が頭の中を羽のついた鳥のようにぐるぐると駆け巡った。病院に行けばわかるかもしれないが、もうなんだか無理だった。大丈夫や、死んでないし。しかし否定しても否定しても不安はどんどん増大し、パニックになった。赤ちゃんが……。冷や汗がだらだらと出てきて呼吸の仕方がわからなくなり、動悸がして頭が真っ白になり、私はまたへなへなとその場に座り込んでしまった。「あかん、とにかくやすに電話してみよう。声を聴きたい」そう素直に思って、やすのいるイギリスの寮に電話をした。しかし冷静なつもりでも相当動揺していたし、呼吸が変になっていた私が何度電話をかけても、自分の英語が通じず、最終的にはいたずらと思われたようで、出てくれなくなった。パソコンも携帯も私たちは持っていなかった。悲しきかな、まだ当時は今ほど普及していなかったからだ。ここでメールなんてものが触媒のように存在すれば、きっと全然違うことになっていただろう。ただただ通じない電話がプープーと空しく鼓膜に響いた。

私は本当に途方にくれた。こんなにどうしていいのかわからない状況は初めてだ。そしておかしくもなったし、腹も立った。「私はこの独りだけのマンションの一室で、いったい何と戦っているのやろ? もう何がどうなっていて自分が何者でとか、考えるのもなんだかもう疲れたなあ。やすのやつ! 自分専用の電話ぐらい確保してから行けっての! アホ!」しかし頭の片隅では「丸二日ほど何も食べていないから痩せているはず」と思っていたので、体重計に乗ってみた。三十五キログラム。怖さよりうれしさの方が大きかった。もうそのときにはまるで全体性を失い、無制限に増殖するがん細胞のように、私の精神は常軌を逸して別の価値観に完全に支配されていた。「死んでもええわ」と思うと、余計に楽になった。そしてふらふらしつつも、なんとか現実のメニューをこなしていた。寒くて寒くて仕方なかった。手足は暖房をがんがんに入れた部屋でも氷のように冷たく、腕やら太ももは乾燥してがさがさになった。産毛が増えた。着る服

11 お笑いとの出会いと祖父の死

はどれもごそごそに大きく骸骨《がいこつ》が人間になりたくて無理に着飾っているようだった。しかしまだ痩せたかった。痩せてさえいれば何もいらない。両親も友達もそしてやすも。自分が自分であることのために、生き残るための何かに挑戦しつつあった。「まさき」は黙ったままだった。

「まさき……そこにいるの？　返事してよ」

「大丈夫、ここにいるよ。無理すんな」

「ありがとう。よかった、まだいてくれたんやね。ありがとう、今までありがとう。だけどどうしてこんなことに……」

なんだか泣けてきた。大学が冬休みになると、どこにも行かず自分の部屋で毎日泣いた。失われた自分の過去のために、そしてさらに失われようとしていた自分の未来のために。さらに日々失っている「今」のために。そして私はどこにもいなかった。「私」って何？

いつの間にかクリスマスが過ぎ、お正月になったが、実家には戻らなかった。

一九八五年　秋　十歳

小学校四年生になった頃には、私は「おもしろい人」としてクラスでは位置づけられていた。テレビでダウンタウンの「四時ですよ〜だ」を毎日のように見て、変顔《へんがお》も多く使い分け、何にでも「なんでやねん」と突っ込む、完全に関西のおばちゃん相当なものだった。心の中にはいつも「ボケ」と「ツッコミ」がうまい具合にからんでおり、それのどっちかが「まさき」なのか、全部「まほこ」なのか、「まさき」と「まほこ」なのか、どういう位置づけなのかわからなくなってきていた。しかし理由はどうあれ、この心の中の漫才のような状態が、ありがたいことに私を救い、少し子どもにしては客観的過ぎるような残念なような視点をくれた。「そうするしかなかった。そういう視点をもつしか生き残ることができなかった」と言われてみれば確かにそうかもしれない。私だけでなくすべての人に言えることだが、両親が自分の望んだとおりの両親とは限らない。良くも悪くも私たちが身体に縛りつけられているという事実があるかぎり、心のありようも言動も何某《なにがし》かの制限を受け、構造化され、その外的現実のいい面も嫌な面も受け入れていかなくてはならない。この「自分の限界を受け入れるという厳しさと優しさ」を知るには幼過ぎるのではないかという時期に、強烈過ぎるのではないかというかたちで、その現実界の規則をでたらめに親族から教えられてしまう場合が、やはりどんなに避けようとしても悲しきかな、ある。私のように。本来躾《しつけ》というものは、エネルギーを時と場合をわきまえてうまく循環させないといけないということ、わきまえるということのために名づけられたものだ。エネルギーが一カ所によどんだように溜まっても、また過剰過ぎても、不足し過ぎても、だめなのだ。焦点が二つある楕円形に循環していないと、どこかに歪《ゆが》みが生じる。

だから私には、その明るい面がある一方で、暗い面ももちろんあった。独りで過ごさなくてはならない時間があると、やっぱり呼吸の仕方がわからなくなったり、自分が今どこにいて何歳でとか、見当識も怪しくなったりした。ベランダに立ってずっとずっと山や空を見て、日記や詩を書いたり、タロットカードで遊んだりした。人との関係性で言えば、人と打ち解け合うまでに異常に時間がかかったが、いったん打ち解けてしまうと今度は異常に接近し過ぎるという繰り返しだった。人見知りも激しく、初対面の人に挨拶《あいさつ》するのに石橋を叩いて叩いて結局渡らないか、叩き過ぎて自分で橋を壊してしまうかのような感じで接近するため、多くの人は私に最初は「なかなかしゃべらないけど、しゃべりはじめたら止まらない子ども」という微妙な印象をもつようだった。

そしてそんなふうに少しずつ自我が芽生えはじめ、自分でもそれを大事にして育てていたこの時期に、突如、父方の祖父が他界した。突如と思えたのは私や姉と弟だけで、母と父が喧嘩ばかりするようになってからは、私たちは祖父の家にお正月などにもあまり行かなくなっていたから、親族に起きていることを全然知らなかったのだ。あとで聞いた話によると、どうやら両親の取り決めで、両家の祖父母には一切関与しないと決められていたらしい。それに私は家の行事よりも、学校や自分のことの方の領域が現実的にぐんと増えてきていたため、家に関することにはあまり関わり合いたくなかったというのも理由の一つだった。祖父は一年ほど前に、急性骨髄性白血病と診断され闘病生活を送っていたが、その事実さえ私たち子どもにはまったく知らされないままだったので、お見舞いにも行かなかった。だから突然亡くなったという感じがしたのだ。父方の祖父は私たちが遊びに行ってもほとんど親族の輪の中にはいなかった。しかしなぜか私はこの祖父が怖かった。父親に顔が似ていただろうか？　お葬式にも行かなかった。だから私にとって印象は薄いはずだが、そこには泥沼のような気味の悪い影とともにマグマのような熱く赤黒い流れのようなものを感じていた。だから他界したと聞いたときには、淋しいとか悲しいとかそういうときに普通になる気持ちではなく、なんだかほっとしたような、余計にぞっとしたような、訳のわからない気持ちになった。「おじいちゃんっていたやんな？　本当に……。いたっけな……なんか怖かった……なんで怖かったのやろ？」いつまでも答えは見つからなかったが、その印象は忘れ去られることはなく、ずっとずっと心に小骨のようにひっかかっていた。

12 周囲との隔絶

一九九七年　冬　二十一歳

冬休み。大学の友達の多くは実家に帰省していた。私はマンションの部屋でひとり過ごした。その頃にはやすからの手紙は以前よりはぐんと減っていた。私からも出さなくなっていた。電話はかかってもこなかったし、こちらからかけることもなかった。やすに関することはもう全部面倒くさかった。

外から見たら勉強も部活もきちんとこなし、ここ数カ月間の中では以前よりも完璧に元気よくこなしていたし、以前よりもよく笑ったし、気分も良かった。「痩せ過ぎ違うん？　大丈夫？」とみんなに聞かれたが、「なんかよくわからんけど、あんまりお腹減らへんねん。でも体力もあるし、全然普通やで。普通普通。ここにこんなに肉もついてるし」と言い訳するみたいに答えた。いろいろ聞いてくる人たちを「うざいなあ。痩せてるからうらやましいだけやろ」と思ったりした。そして時々急激にイライラするようになった。特にご飯に誘われたときには憎たらしいとまで思った。食事以外の友達の誘いもなにかと理由をつけて断るようになった。なによりも痩せることを優先して、どんどん孤立していった。独りで笑顔のまま。

そうしていたらなぜか不思議なことに、いろんなことが気にならなくなった。世界がなんとなく遠くて、薄っぺらく、自分しかいない内界で気持ちだけ高揚していった。空も飛べそうなほどすっきりと軽かった。今までの私とは違うのだ。この秘密、恍惚感は誰にも教えない。手放したくなくて、いつも硬くぎゅうっとその気持ちを握りしめているようだった。握りしめれば握りしめるほど大切にしていたものを自分自身で破壊していくことも知らないで。

もともと自己中心的なくせに見栄っ張りの負けず嫌いだったので、この状態を病気だと認識することを拒んでいた。自分にも他人にも。私はみんなと違う。みんなもそれぞれ特別だけど特に特別ってわけではない。だからこそみんなはダイエットに苦労するけれど、私は苦もなく痩せることができる。だから特別に特別。そういう状態が好きだった。逆に言うと、誰かの特別であったことなんて生まれてこの方、ほぼなかったのだろう。精神状態もすっかり退行してしまい、子どもそのものだった。さらに馬鹿なことに、あまりにも食べなさ過ぎる、頑張り過ぎていることは格好良くなかった。必死でダイエットしていると思われたくなかった。他人の目を気にしていると思われたくなかった。だから飲み会とか友人の誘いとかには時々は出席した。三日前から何も食べないで。飲み会の日には思いっきり食べるのだ。これでいい。うまくやっていける。無敵だ。やすなんていなくても動揺なんかしない。命がけの無茶苦茶な意地の張りようだったが、そのときは本気でそんなふうに思っていた。

私の中で悪魔的な力がどんどん大きくなっていた。魅力的な魔法の力、いつだって困難な問題を一気に解決する方法だ。私は気づかなかった。知らない間に足元をすくわれていたがもう止められなかった。その力が現実に十分に発揮されるには、それだけ強烈に何かを願う力が本人にないと無理だ。きっともっと切なくて素直な願い事。でも口にしてはいけないと言われてきたこと。否認されてきた何か。自分が何を願っていいのか、何が欲しいのかわかっていれば問題ない。自分に本当に足りないものがわからない。大人になるにつれて感情をごまかす術をたくさん覚えてしまうために単純に自分の望んでいることがわからない。でも拒食であることでその足りない何かの穴埋めをしようとしていた。これもまたごまかしの一つだった。今までと違うのは命がけだという点だけだった。何が何だかわからないうちに、笑っている本人の内側で、何かがどんどんすり減っていく。悲しい物語の持ち主ほどまた悲しいことを繰り返してしまう。そこがまた悲しい。知らない人は一生知らなくてもいいタイプの悲しみだ。

馬鹿な私。本当の怖さはこれからだった。表面的な変化はただの甘いご褒美だ。悪魔の思惑はそこではない。その他の代償の方がずっとずっと大きいことを私は知らずにいた。そぎ落とした肉の分だけもっと大切なものを失っていく。何も知らない私。知らないことも知らなかった。

13 遠い現実

一九九七年　春　二十二歳

少しずつ日の出が早くなって、起きたときの感じが暖かくなる。太陽の優しい光を受けて、生きているものすべてが一斉に動き出す。世界は示し合わせたようにちょっとずつ衣替えをする。爽やかな空気がふんわりと広がる季節。冬が苦手な私は、いつもなら春になると、ただもうそれだけでうれしくてうれしくてご機嫌になっていた。やすがいたときもゲームを徹夜でしてしまい眠たそうなやすを無理やり連れ出して散歩に行った。やすは、ぶつくさ言いながらも手をつないで歩いているうちに楽しそうになっている。でも、もうそういう生き生きとした感じはなくなっていた。そのときの私はそういう楽しい思い出や春の匂いに手が届かないところまで来てしまっていた。

もう食べ物のことしか頭になかった。それ以外のことはすべて邪魔だった。新入生も、学園祭も、バレー部の試合も友達との飲み会も。ただの面倒なこと。食べ物以外のことを考えなくてはならなくなると、それが些細なことでも混乱するようになっていた。たとえそれが楽しいことであってもうれしいことであっても、思考が硬直し、何かを計画したり、誰かと一緒にただ何気なくしゃべって過ごしたりといったごくごく日常的で簡単なことがものすごく難しくて、どんどんできなくなった。ご飯も独りでないと食べられなくなっていた。

私は、次第にイライラすることが多くなり、何でも先回りしておかないと極度に不安になるため、些細な決断さえできないくせに気持ちだけずっと急いでいる人になっていった。ちょっとした時間の変更にさえ腹が立ち、何でも被害的に受け取るようにもなっていった。とにかく、自分が世界の中心になっている上に頑なに心を閉じてしまっているので、全然融通がきかないのだ。

「なんで私の邪魔すんねん!」という攻撃的で、被害的な気持ちばかりで。


自分では至極普通のつもりだったが、外見は痩せこけているのによくしゃべるので、なんだか異様な雰囲気を醸し出していたらしく、大抵の人は心配してくれているようだったが、腫れ物にさわるように私に接してきた。一番仲のいいわかちゃんだけが、怒ったような真剣な顔をして、とにかく私のそばにいようとしてくれた。私は、友達はすぐにできるが学校から一歩出るとあまり人と話すことがなかったので、学校という空間を卒業するたびに友人は減っていったが、わかちゃんは私に対して長く深い存在であろうといつもそばにいてくれた。彼女は冷めているような、男っぽい発言が多かったが、意見も行動もわかりやすくさっぱりきっぱりしていて、彼女といると空気が凛として気が引き締まるようなすっきりとするような感じになった。まるでクロヒョウのように。「ええキャラやなあ。わか。楽しいよなあ」と思っていた。そんなまっすぐなわかちゃんだったので、明らかに自分を見失っておかしなことになっている私を禿げるほど心配し、元気づけようと当時ボート部、バレー部、バスケ部の男女数人で構成されていた大事な馬鹿騒ぎ仲間を誘っていろいろなところに連れていったり、鍋パーティーを計画したりしてくれた。だけどそのときの私にはみんなの思っていることや普通の生活の楽しいことというものが、もうわからなくなってしまっていた。別世界にいるようだった。

「ありがとう。わか。でもみんなキラキラしてて眩しいよ。ごめんね」と心の中で思った。この仲間たちのおかげで私はずいぶん助けられ、卒後十年以上経ってもみんなで一年に一回は集まって飲み会をして、まだまだ私は今でも救われ続けている。でもこのときは食べ物のことが優先で、とにかく自分の部屋に帰りたくて仕方なかった。どこにいても誰といても独りでも不安だった。そんなにも私を助けてくれようとしていろいろな言葉をかけてくれる仲間にさえ心を許しきっていない自分がそこにいた。エネルギーが漏れ出さないように、心を閉じ続けていた。「ごめん。みんな。でも今はだめやねん。ものすごく個人的な自分と自分の付き合いのことやから今逃げたらあかんねん。今逃げたらもう一生親離れできひん気がするねん。でもほんまありがとう」と何度も思った。そして「ありがとうな」と何度も繰り返しているうちに、情けなさとか自分の小ささとか何やってるんやろうという恥ずかしさとかがやってきて、わかちゃんに抱きついてわんわん泣いた。

四月からは大学病院で実習が始まった。現実的に忙しくなり、予定外のこともたくさん出てきた。机上での勉強がまったく役に立たない場面も多くなった。時間の融通もきかないし、患者さんを前に怒られることも多かった。ずっと良い子で通ってきた私には実際のところとてもストレスフルな毎日だった。体力も必要だった。食べないと、もたない。それに、ほかの人と一緒に食べなくてはならず、独りだけで別行動で食べるなどという余裕はなかった。そうなってくると、食べ物のことに集中できなくなった。でも太ることは絶対に許されなかった。せっかく手に入れたのに。手放すなんてとんでもない。コントロールを失うなんて。無力感を味わうなんて。もう二度と嫌だった、幼い頃の繰り返しは。なんとかしなくては。

その頃には、やすのことはもっとずっと遠くなっていて、ただ義務的に帰りを待っているような感じだった。結局イギリスの留学期間が、九カ月が一年に延長になると聞いたときも、どうだってよかった、たぶん。約束したから待たなければならないという感じで。でも自分では好きだからに違いないと思い込んでいたし、友人にもそう説明していたが、そういうことをきちんと考えるよりは思い込ます方が、面倒くさくなくてよかった。義務感の方が扱いやすい。そのくらい自分の感情にも恋愛にも興味がなくなっていた。ただ、今さらここまで頑張ったのに待っていられなかったとなると負けた感じがするので、悔しくて待っていたというのもあるし、なんだかよくわからない苦しい感じになりつつあったことを、全部やすがイギリスに行ってしまったことのせいにして、帰ってきたら全責任をやすに押しつけて、なんとかしてもらおうなどと思っていたというのもあった。笑ってしまうくらいに自分勝手で甘ったれた考えだ。いわれのない罪悪感とそれが一八〇度他人に向けられたときの他人への攻撃性。自分の中で心のエネルギーが毎日この極端な揺れに翻弄され、実際に手足を動かしていないのに異常に疲れた。三〇キログラムの世界。頬はこけ、膝とくるぶしが異常に突出していた。髪は抜けた。そして実習にもかかわらず大学に行かない日が増えた。テレビの中で笑う人々にさえ腹が立った。こんなに汚らしく自分のことしか考えていない。しかし本当は自分しかいないのに、自分もいない。もともとの性格の嫌な部分である嫉妬深さ、意固地、負けず嫌いという面だけが強調されて、私の核を形成しつつあった。どんどん嫌なやつになっていく。でも私のせいじゃない。いや私のせいなのか？　ただの悪者探しに思考は終始してしまう。でもこれ以上は自分を犠牲にできない。もう私のせいにせんといて。そう叫びたかった。誰に向かって？

　自分で助けを求めもしないで、なんとかしてほしいなんて甘ったれた考えだとは思う。だけど、どうしようもなかったのだ。もうそういうふうになっていた。自分が精神科的治療が必要であることを否認し続けていた。自分でやらないと意味がないと思い込み、そこに異様にこだわっていた。環境設定も含め誰のせい、何のせいなんて、特定できない。要素が多過ぎて。やすと離れ離れだったことも、部活のキャプテンになったことも、忙し過ぎる実習も、独り暮らしも、経済的に余裕があったことも、相談しない性格も、そしてずっとされてきた虐待も。走り出したら止められない。選べなかった。あらゆることが絡み合ってどんどん加速した。

14 過食へ

一九九七年　五月　二十二歳

ゴールデンウイーク。

今度は食べることが止まらなくなった。

久々に会った高校時代の友達との飲み会で、のびのびと過ごしていた頃のひたすら明るい空気が一気に蘇った。げらげらと笑い、思い出話をし、飲んだ。ただ、その場にいることが本当に楽しかった。久しぶりの感覚だった上に、「痩せたよなあ。羨ましいけどちょっと行き過ぎちゃう？　大丈夫？」と言われたことよりも、懐かしい面々と久しぶりに会ってすっかり安心してしまっていた。食べ物のことが一時頭を離れていた。一瞬の油断。とうとう私にも来てしまった。魔法の世界が消えていくときだ。過食。

それは忘れられないぐらい楽しい一日だったが、この日から地獄が始まった。

私の過食は日を追うごとにみるみるひどくなっていった。

とにかく何をしていても食べ物のことばかりがぐるぐると頭をかけめぐり、それがうるさくて一日何をしていたのか思い出せない日もあった。大学の授業が終わると、まずはスーパーに足を運んだ。食べられるものなら何でもいい。過食したい衝動をなんとか抑え、イライラしながらお弁当、パン、お菓子と次々にカートに放り込む。でも何が食べたいのかなんて考えていないし、人目は気になるしで、なんとなくいつも上の空なのに、妙にギラギラとした目で買い物をしていた。スーパーや食べ物のもつ意味が今までとはまったく別のものになってしまい、私の中で大きな位置を占めるようになった。もうどうしようもない。コントロールがきかない。

スーパーから帰宅すると、何からでもいい、とにかく着替えたり手を洗ったりなどはそっちのけで、食べ物にかぶりついた。食パン一斤、スナック菓子三袋、お好み焼き、パスタ、ケーキ十個……気持ち悪くなるまで食べてやっと安心して眠れた。

もう正常な精神の世界には、自分の力では後戻りできなくなっていた。私は確実におかしくなりつつあったが、立ち止まってしっかり見つめて、なんとかしようとはしなかった。怖くてできない。悔しくてできない。ただみるみる増えていく体重だけが私の心を重くした。あれだけ毎日見て満足していた自分の身体、体重、存在価値を確かめられる数字。あっという間に失ってしまった。

またた。私の欲しいものは、いつも手に入らない。自分でしたことなのに裏切られたことのように腹が立った。このままではすまさない。こんなの許せない。怒りが頭をもたげていた。誰も彼もに腹が立った。「殺してやる」まさきの声がそっと聴こえた。その声は今までと違い、「まほこ」に向けられていた。

五月も半ばになり、私は重くなってしまった体を引きずるように毎日をただひたすらこなしていた。なにもかもが嫌で、自分も嫌で、友達の話にもいちいちなにかと嫉妬を感じた。

もうすぐやすが帰ってくる。焦って、不安が募るほどに混乱し、ますます食べる量が増えてしまうようになっていた。一気に十キログラムも増えた体重。おかげで実習には出席できるくらいの体力は回復した。わかちゃんが「あんた、やっと骸骨から生還してきたんや。よかったわ。どうしようかと思った。心配したんやからな、大馬鹿者」と言いながらおいおい泣いてくれた。私のために友達が泣いているなんて、なんて迷惑かけたんやろう。

「ごめんな。わか」

「うちらの会話にはごめんなはないねん。約束や」とわかちゃんは言った。本当に友達っていいなと思った。それによく考えてみれば、別れたときよりも、それでも十キログラムは痩せているのだから、「綺麗になってびっくりさせてやろう」という当初の目的は十分にクリアしているはずだった。実際にはかなりやつれた感じになっていたのだが、そこは自分としては重要ではなかった。自分が決意したことができなかったのだ。自分に負けたことが悔しかった。

しかし、ますます増えていく体重の数字だけが気になった。

「あと一カ月したら帰ってくる……。このまま太り続けて元に戻ってしまったら意味がない。いくらやすが優しくてもそんな私とは絶対一緒にいてくれへん。嫌われてしまう。私に価値なんてなくなってしまう」と思っては焦り、思考は極端になり、痩せていなくてはならないことが自分の中で絶対的になくてはならないことまで大きく大きくなって、それ以外のところから何かを判断することができなくなっていた。誰に言われたわけでもないのに、いつのまにか「太っていることは生きている価値がない」というふうにまでなって訂正できなくなっていた。なんなのだ。このとらわれは。なんのために私のところにやってきたのだ。そんなことをふと妙に他人事のように思ったりもしたが、それは強大な力になって、すでに私を支配していて、逆らうことができなくなっていた。どうしてだかわからないけれど、太ることがどうしても許せない。太ることが一番怖かったが、その頃には心身に起きるすべてのことが怖かった。私は何に巻き込まれているのだろうと、不安で不安で、誰かに助けてほしかった。子どもの私の叫びに気づいてほしかった。でも、心は子どもでも外見は大人の自分では、誰にどういうふうに言ったらいいのかわからないし、今さら恥ずかしいしで、結局は助けてくれと誰にも言えずにただ時だけが過食を引っ提げて、空しく過ぎていった。そしてこの頃から、記憶力が格段に落ちた。頭の中が変だった。経験がまったく重なっていかないのだ。だから、毎日がすくってもすくっても指の間からこぼれ落ちる水のようにただ過ぎていき、それは泉の水のような豊かさの中にあるそれではなく、自分はまるでその場にいても何にも参加していないかのようだった。

六月にはすでに過食はすっかり板についてしまっていた。

いつも「どうしよう。見つかってしまう」と、どうしてか隠れなくてはいけないような気になってしまい、不安になる。それを掻き消すようにまた胃に食べ物を詰め込む。さらに今度は詰め込んだ事実を解消するようにまた食べる。食べるものがなくなったら、今度は自宅にある料理酒、オリーブオイル、牛乳、パスタなど常備品も全部食べた。運動の後に飲む水のようにがぶがぶとオリーブオイルを飲んだ。混乱は大きくなり、何をしていても変な焦りと不安が常に付きまとった。そんなことの繰り返し。出口がない。光が見えない。

きっと、知らず知らずのうちにずっと身につけてきたやり方をしているのだ。同じやり方を繰り返しながら、違う結果を望んでいる。それは狂気の世界だ。

どうしてだろう。どれだけ気分が悪くて、自分を侮辱する行為であっても、慣れ親しんだやり方の方が安心できるのは。変えることをすすめられても、このときはきっと本気にしなかった。やり方を変えたらずっと目を逸らしてきたものを直視することになる。自分の内側の声をうまく無視できなくなる。なかったことにできなくなる。自分の子どものままの気持ちを表現するなんて、痛みや怒りを感じるなんて。それを思うと、とても正常でいられる自信はなかった。

「家庭環境が人生を左右する」なんて当たり前のことだ。それがすべてではないにしても選べない。あの頃、閉じ込められていた扉はきっともう開いていたけれど、自分から出られなかった。出てもいいなんて思いもつかなかったし、出てからの方向性もまるでわからなかったし、転んだときの起き上がり方もわからなかった。あんなに出たいと望んでいたのに。「この家からは出られない」と何度も教えられた。わかりにくく、わかりにくく「おまえのためだ」という天使の顔をした悪魔の言葉。逆らうと豹変する恐怖の世界。もうあの頃よりも自分の側に力は蓄えられているはずなのに。もう自分の力で飛べるはずなのに。本当の怖さはここにある。離れてもなお解けない呪い。自分で自分を縛りつける。同じことを繰り返しているとも知らず。自分が望んだことと思い込まされたまま、同じところをぐるぐる回る。何かがおかしいと叫びながら。

そんなある日、嘔吐が始まった。はじめは故意にではなく、ただ食べ物を詰め込み過ぎて物理的に腸管のスペースがなくなり、嘔吐した。簡単に吐けた。よく聞くみたいに指を突っ込んでげーげーしなくても、するすると出てきた。体重増加が止まり再び減少に転じた。一気に気持ちが明るくなった。

「こんないい方法があるんだ。しかもなんだか気分もすっきりするなあ」とこのときは結構気楽にそう思ったのだが、それが新たな地獄の始まりだった。あったことをなかったことにするという帳消しの試みが、またしても成功するかのように思えてしまう。みんなと同じでは満足できない。痩せた体も、食べ物をたくさん食べることも、優秀な成績も、羨ましがられることは全部、なにもかもを手に入れたい。コントロールできないことがあるなんて認められない。大事なものをあきらめてきたのだから、私として生きることをあきらめてきたのだから、これぐらいのこといいやん。死んだっていいいんやから。かわいそうなくらい無責任な気持ちだった。

この頃から大量に食べて吐くことが快感になった。吐くことを知らなかったときにはなかった安心感。太らないですむ。毎日コンビニに行き、毎日大量のお菓子、アイス、お弁当、炭酸飲料を買ってきては、二十分ほどで平らげ、二十分くらいかけて吐いた。吐くのは爽快だった。便器に首を突っ込んで胃の辺りを押さえながら、生きていることのすべての腹立たしさをぶちまけるように吐いた。「まさき」に代わってもらっていた補償を今度は「怒り」を食べてそれをまたぶちまけるようでもあった。炭酸飲料を飲むと吐きやすくなるので、過食のために毎回購入した。新しい自分だけの魔法の秘密をもったようでうれしかったが、長くは続かなかった。吐けるようになった分、過食する量を制限できなくなってしまったのだ。食費だけで一日一万円を超えることもあった。一日に何度も吐くようになった。くたくたになり、立ち上がれなくなるまで吐いた。手足はふるえ、体中に力が入らない。すぐに体のあちらこちらが攣《つ》ってしまう。指先は冷たくて、夏なのに全身が寒くてただ苦しかった。繰り返すごとに胃も痛くなり、唾液腺は腫れて顔の形が歪んだように見えた。

嘔吐を始めて一カ月ほどでひどい罪悪感と後悔、抑うつ気分に苛《さいな》まれるようになった。風が吹いても雨が降っていても、誰かが笑っていても泣いていても、場の空気が良くても悪くても、独りでもたくさんの人といても、過去も未来も、とかく世界のすべての現象が自分のせいのような気がした。幼少時に感じたのとまったく同じ感触のレベルの罪悪感だった。

自分でもびっくりするのだが、精神科という科目の勉強をするまでは、自分のこの状態が病気だとか、被虐待者であるとか、本当にまったく実感はなかったのだ。ひどい話だ。虐待被害者であることやうつ状態であること、そのことに気がつかないうちにそれらは自己と同一化していた。過食嘔吐のあとには特にひどい罪悪感が噴出し、「これって妄想？　それともただの自意識過剰？　ほんまに危険な領域まできてしまったのかもな。ああ……またやってしまったな……。この行為になんの意味があるんやろう……。出したり入れたり出したり入れたり。何かを長引かせるためか……それとも引き留めるためか……どちらにしてももう生きている価値なんて私にはないしな。私が弱かったせいや。自分のせいや。自分が悪いんやからもっと早くに死ねばよかった。子どものときに死んでおけばよかった。死にたいな。死のうかな。死ぬのも面倒やな。もうほんまに面倒くさい。身体って。なんでこんなもんがあるんや？　こんなもんにつながれてなんかなかったら、空も飛べるし風の香りとか色とか感触とか簡単に向こう側に行けるのにな。ここ五階か。飛び降りたら死ねるな」独り部屋の中で同じ思いが何度もぐるぐると回る。しかしこの五階の窓から下を覗くと、やすが帰るときにも来たときにも同じ窓の下から何度も何度も笑顔で手を振ってくれた様を思い出してしまう。あのぴかぴかの宝物のような景色を見た窓からはとても飛び降りられなかった。それにしてもこのひどい疲労感。でも、ここまで吐かないと安心できなかった。そしていつも吐いた後にはトイレをぴかぴかに掃除し、野菜ジュースを飲んで歯磨きをし、泥のように眠った。「起きたときには死んでいますように。誰にも迷惑にならないように死ねますように」と眠る前に何回願っただろう。

15 家での奴隷生活、バレーボールとの出会い

一九八六年　春　十一歳

小学校五年生になった。この頃は慎重一四五センチメートル、体重五十五キログラムのけっこうな巨漢だった。しかし学校の友達や先生といると本当に楽しかった。五年生になるとクラブ活動に何か入らなくてはならなかった。私は当時漫画で観て、やってみたいと思っていたバレーボール部に入った。ボールの扱いもわからず、ものすごく下手だったけれど、ボールと戯れるの

はなんだか自分にとっては大きな癒やしになった。帰宅してからも壁打ちをしたり近所の子どもとパスをしたりしていた。ただ同じ時期に私がずっと続けさせられてきて、しかしようやくおもしろくなりはじめたピアノも絵も書道も水泳も、全部親が勝手にやめさせ、代わりにほぼ毎日塾通いとなった。習い事を続けたいかとかいう話し合いすらない。家では子どもは奴隷だったので、何も言えなかった。自分が楽しいなあと思ってしていることを否応なく分断される。こういうことが繰り返されていると、自分の無力さがどんどん大きくなっていく。しかし子どもはいつまでも子どもではない。「今はじっとして力をたくわえ、時が過ぎるのを待つんだ」そう言い聞かせて耐えた。

16 やすの帰国

一九九七年・六月　二十二歳

そんなフランケンシュタイン博士の実験のような生活の中で、六月二十日にやすは帰国した。梅雨。朝から灰色の雲が空一面を覆って、じっとりとした雨が音もなく降っていた。昨晩も食べ吐きをしたため、身体に力が入らず、顔もむくんで、目が充血していた。ブスさ百倍という感じなのだが、自分ではもう見慣れた顔になりつつあった。

実習があったので、一応七時頃に起きたのだが、ぼーっとしていた。胃のあたりが重い。「大学休もう」とすぐに決めて電話する。こういうことはすぐにできるようになっていた。実習もあと三日間で終わりだったし、成績は優秀だったので、嘘をついて休んでも大方は信じてもらえた。こういうメリットはあるものだなあと思った。ふとまずいかなあと本来培ってきた良い子が頭をもたげて罪悪感を感じてしまったりするのだが、そういう罪悪感が単に過食のきっかけになってしまうだけであることも、その頃にはわかるようになっていたので、「まあいいや、深刻にならないでおこう」と思うようにした。こういうところは変に簡単に切り替えができるようになっていた。以前だったら皆出席でないと気がすまないようなそんな子だったのに。

学校に電話をしてしんどそうな口調で欠席を伝える。「了解しました。お大事に」と思ったとおりの反応が返ってくる。「私ってやっぱり馬鹿なんだろうな」と思ったが、もちろん口には出さなかった。欠席の電話を切ってから急に「やすが帰ってくるなあ」となんとなくしんみりしたが、「それがどうした」とつぶやいてまた眠った。迎えに行くことなどまったく考えていなかった。「勝手に行ったんやから、勝手に帰ってくれば?」

十時頃。空港に着いたやすから電話があった。

「ただいま。なんだー、家にいるんだ。迎えに来てるかとか、ものすごく期待してたのに」と少し残念そうだった。以前なら「なんでやねん」とか笑い飛ばせたのに、今はその素直な期待がすごく自分勝手なものに思えて、さらに妙な標準語しゃべりやがってきもいんだよ‼ と言ってやりたかった。寝ぼけていた頭が一気に不機嫌に目覚める。

「もう四回生なんやし、実習があるんだから行けるわけないやん。実習も勉強もあるし。手紙に何回も書いたやろ?」ととげとげしく返事をする。思っていたよりも懐かしかったのか、何かが悔しかったのか、怒っていたのか、いろんな感情がごちゃ混ぜになって私は泣きそうだった。好きな人の生の声には予想以上の威力がある。どんなに頑張っても自分では生み出せない力で私の気持ちを一瞬にしてさらっていく。時には心地良いが、悔しいのも事実だった。どれだけシミュレーションしていても、思ってもいないふうになったりする。見送ったときには笑顔で「おかえりー」と言う予定だったのに。頭では何回も繰り返したシーンなのに。感情に左右されてコントロールがきかない。笑顔なんて作れない。素直に感情を出すことができなくなっていて、いつもおかしな感じで伝わってしまう。すれ違いの数々。自分を丁寧に感じとって、そのことを全体の中で大切に育てていくことよりも自他を支配し、コントロールすることが重要な人生だったので、こんなふうになった。「自分の健康は自分で守る」とか「自分に必要なものを相手に伝える」とか「現実をきちんと把握して選択し決断し実行する」とかいう現実的に必要な責任は一切とることができなかった。大嫌いな父親に自分がそっくりなような気がしてますます自分が嫌いになった。

「あっそうか。もう四回生かあ……。……まあ、疲れたからとりあえず家帰るな」となんとなく不穏な空気を感じたのか、すぐに電話は切れた。何の意図もない、そのまんまの返事。受話器をたたきつけるように置いて、布団を引っかぶってわあわあ泣いた。「私のことなんか何も憶えてないんやん。アホちゃう？　待っててくれてありがとうぐらい言えへんのか！　帰ってくんな、馬鹿たれ！」と口汚く罵りながら泣いた。こんなに涙が出たのはいつ以来だろう。やすが行くときには泣かなかったのに。そうしてまた眠った。久々にぐっすりと。

お昼頃に目が覚めた。雨はやんでいた。

「今日の朝、やすとしゃべったやんな……」と思ったが、夢の中のことみたいだった。ベランダに出てみる。雨に濡れた木々、いろんな人々が住む家、その中で起きているいろんなドラマ。全部違う。目に見えないことの数々。たくさんの知らないこと。その中に私もいるはずだったが、全然実感がなかった。ここ二年ぐらいの記憶がなんだか曖昧だ。地に足が着いていない。つながっていない。自分とも誰とも。

しばらくそんなことを考えながら外の景色を眺めていたが、急に不安が襲ってきた。この状態をやすにだけは知られるわけにいかない。まさか今日は来ないだろう。疲れてるだろうし。そんなこと言ってなかったし。でも……。こうなってくるといつも抜け出せなくなった。現実的な対応なんてまったく考えられない。変に神経回路にスイッチが入ったみたいになって、結局は食べ吐きするまでは区切りがつかない。時間がなくてもとりあえずやってしまわないと次に進めない。気分を変えるために人がたばこを吸ったり、飲酒したりするのと同じような、依存に近いものが私の食べ吐きにはあった。なにより依存の対象となるものの条件として、気分が変わることも重要だが、手軽で即効性があることの方が重要だった。そして私の食べ吐きは強迫的な面も大きく、食べて吐こうかどうしようか迷うことはあっても、やらずにすませられる日など、よほど急で、強制的な理由がないかぎりほとんどなかった。ただやらないと気がすまない。やらざるをえなかった。最後の方には、「これはなんなのだろう。なんのためにやっているのだろう。もう着たい服も着られるし、これ以上痩せる必要なんてないのに。意味がわからない」などと思いながらも、自宅に買い置きしてあるお菓子をむさぼり食べては炭酸飲料を飲んでは吐き、最終的には胃がからっぽになるまで安心できないような状態だった。最近は食べる順番にもこだわり、最初はお総菜の「ひじき煮」「ほうれん草の白和え」「茄子の煮浸し」など野菜中心に食べ、次に「肉じゃが」「コロッケ」などのタンパク質、最後がお菓子、アイスクリームなどの糖質という具合になっていた。自分の胃と脳が「ここからはのみ込んでよし」とするところまでは何度でも吐き続けた。逆らいがたい渇望と屈服。すべてが幻想的なのに、自分の中ではそれだけが現実であって、なんだかもうただただ果てしなく悲しかった。

その日は夜中まで食べ吐きを繰り返した。泣きながら。手足が攣り、胃がからっぽになりくたびれ果てて、肉体的に動けなくなるまでその日はやめられなかった。後悔と自責感以外は何も感じなくていいところまでやってしまった。

結局やすは来なかった。

来るのか来ないのか聞けばいいだけ。その前に自分が会いたいのか会いたくないのかということもあったし、相手あってのことだから自分の気持ちを伝えてどうしたらいいのか相談すればいいだけ。大げさでなく、とても簡単なことだ。やろうと思えば電話一本、三分ですませられることなのに、普通の人が普通にしていることが私にとってはものすごく困難なことだった。自分から働きかけていくということは、主体的な言動でありそのことについての責任をとらなくてはならないということだ。だから言い出しっぺになりたくない。そうして逃げるうちに自分の感情を口にしなくなり、どんどん内側に溜まってくる。その溜まったものの中からその時々に会った人にそれを投影して見ているだけ。だから同じ人に会っても自分の中から取り出す要素によって相手の印象がころころ変わる。どこにも「これが私だ」と言える中心がない。外的環境を映し出すだけの虚しい日々。きっと今に始まったことではない。そんな単純なことがまったく思いつかず、勝手に自分の中で起承転結のネガティブな予測だけして勝手に先に怒っていたりする。実際に起こることより、自分が勝手に予想した起承転結のシミュレーションの方が人間の心を喰うのではないのかとさえ思えた。混乱して結局何も解決しないまま、どうしようといいながら食べ吐きだけで一日が終わってしまう。食べ吐きしたい理由が欲しいだけなのか？　ただ「食べて吐く」ことで自分の中にあるものすごく汚いものを浄化できる気がしていたのか？　汚いものって何だ？　自分でもその感情や感覚しかわからず、この状態を言葉で言い表すことが難しかった。「いつ終わるのか？　いつ殺してもらえるのか？　死ぬ態度までが客体なんて情けない。こんな嫌や。こんな私は嫌や。変えなくては。でも食べ吐きが手放せない。今無理やり手放したら生きている保証はないな。自分で死ぬことが止められなくなる気がする。どうしよう。助けて」しかし現実には昨日と今日がうまくつながらず、混沌と混乱、無秩序の中でただただもがいていた。これに終わりはくるのだろうか……自分が生きてこの悪循環を終わらせるのに必要な条件や要素などまったく見つからず、闇の中、崖っぷちを歩くような日々。自分が崩壊し解体していく。怖かった。何も憶えられず何も生まず、緩慢に死んでいくようだった。

それからやすと何度か電話で話したが、何を聞いても実感がなかった。やすよりも食べ物のとの方が気になった。だから、やすと会ったのは帰ってきて最初の週末だった。もちろん家も近かったし、会おうと思えばいつでも会えたのだが、忙しいと言っては、なんだか延ばし延ばしにしていた。会いたいのか会いたくないのかわからなかった。風になって飛んでいき、やすの様子をうかがいたいような変な気分だった。自分の恋人なのに。でも、私の感情を唯一揺さぶれるとしたらこの人だけだ。この一年を見ていても、明らかに。ほかの人だったらもっと適当な感じになっていただろう。だから怖かった。この一年で「やすがいてくれること」の大きさを知ったのだ。やすの表情を見るのが、やすの評価を聞くのが、なによりも怖かった。自分が好きかどうかよりも、自分の感情を動かすものに対する恐怖と警戒心。昔に封じ込めた私のそのままの心の動き。きっと生まれつきにはのびのびしていた。自分の感じるように感じること、そしてそれを表現して共有すること。それが、両親からどれもこれもだめだと言われて、どう感じていいのかわからなくなった。だから選んだ。何も感じない方が簡単で、生きやすい。「まさき」もいてくれるから心強い。殴られなくてもすむ。人一倍自分や相手の心の動きや言動には敏感だった。外に漏れてない？　うん、大丈夫。だったら安全。そういう自分の中だけの確認がないと安心できなかった。

ずっと続けてきたから、明確に摂食障害と位置づけられる症状が出てくるまでは、自分でも、もともとそういう人なんだと思っていた。摂食障害という言葉も症状も、頭の中では視覚的羅列としては憶えていたが、自分がいざそうなってみると、まったく最初は病気だとはわからなかったか、または無意識のうちに否認していたかのどちらかだった。治療が必要とは実感としてはわからなかったし、自分の視点しか知ろうとしなかったので、こんなことになった。そして続けているうちに自分の感情も感覚もわからなくなった。だからうれしいとか悲しいとか、空腹とか満腹とか、そういう普通のことに慣れていない。普通のことがとても怖い。時間を経ても経験は積み重ならず、過去と今が同じ位置にあった。自分を取り戻す試みをしているはずが、たくさんの要素があり過ぎて、なにがなんだかわからない毎日。その「何でもすべて自分一人でしなくてはいけない」という態度こそが幼い頃から身についたもので、なんだか痛々しかった。

よく行ったマクドナルド。一番懐かしい場所で再会した。できたら食べ物屋さんでは会いたくなかったんやけど。落ち着かないんやけど、と正直思っていた。

一年ぶり。実際に会ってみると、なんだかはじめは全然他人みたいだった。妙に照れくさい。でも、ふんわりとしたような、ほっとしたような、くすぐったいような気持ちが少しずつだけれどどんどん湧いてきて、「うれしいなあ。やすやなあ」と素直に思えるようになった。食べ吐きするよりもっと早く会えばよかった。何してたんやろう私。そんなふうにまで思えた。相変わらず色黒で、笑顔になると顔に皺《しわ》がいっぱいできる。子どものような笑顔のやす。その笑顔を見ていたら、「そうや、そうや、この人にこんなに会いたかったんや」と感じた。これ、これ、これが見たかったんだ。

「なんだかすごく痩せたな。っていうかやつれた？　大丈夫？」と心配そうに言うやす。

「うん、大丈夫。平気、平気」と気楽そうに私。

以前のテンポだ。懐かしい。何も変わらない錯覚に陥りそうになる。だけど何かが違う。お互い。会わなかった一年間。実際にはとても大きい、無視できない時間の重みがそこに確かにあった。今だけだ、すぐに慣れる。そう思いたかったけれど、どんなに必死で取り繕っても会わなかったその時間は消えない。自分で消えないようなやり方をしてしまった。

ポテトやハンバーガーのことをものすごく気にしながらも、コーヒーだけ頼んだ。典型的な土産話をふんふんと聞いているふりをしながら、やすの腕の毛を眺めながら、私がもっと本当に強かったらなとふと思った。一瞬だったけれど、弱さを認めたような気がする。やすの顔を見ていたら、信じればよかったなどと思えてくるが、それは帰ってきて今、目の前にいるから言えることだ。本当に待てる強さなんてそのときの私にはなかった。独りの夜、独りのご飯、やらなくてはならないたくさんのこと。なんとかごまかさなくては寂しくて溶けてなくなってしまう。自分の弱さなんて知ったら壊れてしまう。どうしようもなかった。やすがいないことをちゃんと感じて現実的な対策を考えるよりも、集中しないようにして、上の空でなんとかやり過ごす。そのやり方が、やすが帰ってきた今も取れなくなってしまった。解離に慣れ親しんでいたため、ストレスに対してはほとんど自動的にまずは解離のスイッチが入ってしまうようになっていた。もうそんなやり方いらないのに。歪んでいる。どこもかしこも。なにかおかしい。自然な流れになっていない。このままでは生きていけない。正直もう生きたくなかった。こんなうれしいときに、ちょっと深刻にそう思った。

以前のようなノリで話すこともない。

「なんか食って帰るかー」とやすが言った。どきっとした。自分でもびっくりするぐらい。

「私やっぱりなんとなく体調悪いから帰るわ。ごめん。勉強もあるし。やすは家かここで食べて帰って」努めて普通に答えたけれど自信はなかった。

「うわー、淋しいこと言うなあ。じゃあ俺も帰ろー。体調よくなるまで無理せんときや」と優しいやす。でもすごく遠い人みたいだ。どこにいても食べ物のことが脳細胞の九〇％くらいを、がん細胞のように無秩序に占めているので、外的現実に対しては何もかもが上の空だった。防衛的な台詞だけがするすると勝手にでてきた。用意してきたように。

実のところ、朝からご飯の心配ばかりしていた。どんなふうになってるやろ、会って何を話そうかな、密かに彼女ができていたらどうしよう、久々に思いきり抱きしめられたいな、そういう普通のことはすっぽり抜けてしまって、どこで食べよう、何を食べよう、どこで吐こう、そんなことばかり。食べること、吐くことのみが一日の目的で、それができないところでは不安で仕方がない。その時間がとれないなんて気が狂いそうだった。最終的には自分の中だけで決めたそのことに従わなくては気がすまない。仕方がない。人に合わせられない。予定が変えられない。だから独りになるしかなかった。

摂食障害なんて、インターネットでも本でも調べようと思ったら情報は溢れるほどあったはずだし、実際、なにかと競争の多い医大生にはよくみられる疾患でもあった。でもなぜかこの症状に対して具体的に治療を開始しようという前向きな行為をしたことは一度もなかった。なんとかしたい、苦しい、助けてほしいと思っているのに、自分では動こうとはしない。どこまでも自分では言い出さないのに他人にはわかってもらいたいと切に願っていた。依存的で退行的な思考。赤ちゃんがお母さんに、言語を介してではなく全体を一度にわかってほしいと思っているときのようだ。これは性格なのか病状なのか自分では測りかねた。でもその頃の私はとにかく人から言われることはなんでも被害的に取ってしまうし、注意されても自分が悪かったと反省することもしなかった。そもそもここまできても自分が病気であることをまだ認めていなかったのだ。

摂食障害になって、過食嘔吐といわれる行為をやったことのある人であればわかることと思うが、食べ吐きにもドラマはある。虚しいがそのときだけは生きている感覚があるのだ。私のその頃のパターンはこうだった。まず吐くと胃が空っぽになる。食道の痛みと胃の不快感、脱力感、歯の浮く感じ、手足の指先の寒さがあって、虚しさと満足感が一緒に来る。そのまま歯磨きをして眠ってしまう日もあれば、食べ吐きの後の数時間だけは猛烈に集中して勉強できることもあった。この間は、なぜか頭が冴えわたり、記憶力も上がった。変に自信が出てきたりした。

そうして少しスッキリした気持ちで数時間を過ごしたあとに、急激にイライラがやってくる。我慢していたって、結局は負けてしまう。食べ物のことしか考えられなくなって車に乗り込む。スーパーまで荒い運転。人を殺しそうな目つきと殺気。邪魔なんてさせない。そういう雰囲気。なんでもいい。吐きやすそうなもの、安いもの、多いものから、片っ端から大量に買い込む。総菜、唐揚げ、チャーハン、ロールパン、スナック菓子などなど車の中で貪るように食べ始め、少し満足しながら自宅に戻って、さらに鬼のように食べる。どんな量でも食べつくすまでは決してやめられなかった。途中で水か炭酸飲料を飲んで吐いて、また食べて吐いて。疲れきって動けなくなるまでやめられない。繰り返す。

今思えば、単に脳内のホルモンバランスが喜怒哀楽のドラマ仕立てになっていて、現実を感じられない分、自分の内側でわざわざ感情をよびおこし、その状態だけは味わえるような形になっていたのかもしれない。私の脳内に起こっていることと現実とが違うのは、変えることのできない他人と接しているよりはある程度自分でコントロールができることだ。他人の入ってくる余地がない。だから思い出が伴わない。どんどん切り離されてますます独りになっていく。それでもいい。不確定要素は少ない方がいい。どんなに異常と思えることでも、自分の中だけで完結してしまえばなんとかなる。不安になったり人に迷惑をかけたりしないですむ。自分の中でスイッチを切り替えればいいだけで多少は安心だ。脳にそういうふうに繰り返し教えて覚え込ませて、なくてはならない依存行為に仕立てていく。そういう仕組み。そんな世界は存在しないのに自分の中で作りあげては本気でそう思って、それに嗜癖《しへき》していった。幻想を捨てられない。

「誰かがいつか助けてくれる。だからまだ待っていたい」

幼少時と同じ思考パターン。自分から働きかけなければ、もう誰も自分を認めてはくれないと気づいていたのに、あまりの疲労と食べ吐きの繰り返しの毎日から出ようともしなかった。

独りだけの世界。それでいいと思っていると思っていた。でも今ならわかる。それは絶対に違う。人は人の中で生きたいと思う。他人がいなくたって命そのものは続くかもしれないが、どんなにもがいたって人間として生きるのにはそれが本当だと思う。

17 中学校という好機

一九八七年　春　十二歳

小学校では最年長の六年生になった。塾と学校の行き来ばかりの日々だった。塾では先生の言っていることの七〇%くらいは意味不明だった。暗記物だけは張り出される得点順位の五位以内だったが、算数と理科は相変わらずだった。父が私に中学受験をさせようとしていることは六年生になって初めて知った。もうこの人は自分の境界と子どもの境界がぐちゃぐちゃなんだろうなあと思った。まあしかし衣食住を担っていただいているスポンサーには逆らえず、受験勉強に向けて猛勉強と見せかけては漫画や歴史の本ばかりを読んでいた。父も母も机の前にいたら勉強しているものだと安心しているようだった。この人たち馬鹿なのか賢いのかわからない。子どもを思い通りに仕立てあげて満足するってどういうことだろう。両親には自分の楽しいと思うことをしてほしいと思っていたが、完全に価値観が違った。もう説得しようとは思わなかった。一定の距離を保ってお互いが別の人間で、感じ方も考え方も違うのだという事実だけが私を支えた。

そして同年の冬まで適当な受験勉強をして、適当な私立中学に受かった。それでも両親は多少満足したようだった。しかしその中学まで電車、バス、徒歩を含めて三時間かかった。しかしもはや選択の余地はなく、一九八八年四月からはその中学校に重たい鞄を持って通学することになった。はじめは嫌やなあ、遠いなあと不満に思うことが多かった。しかしこの中学に行ったことで後々救われることになるとは、このときには知りもしなかった。

18 恐怖症と医師になることの狭間

一九九八年　春　二十三歳

この春医大の五回生になった。そして四月から病院での実習、いわゆるポリクリというものが始まった。五人ずつの班に振り分けられ各科を回る。しかし血、閉所、暗所が全部だめな私にとっては地獄の実習だった。外科ではオペ中に気を失い、たまたま空いていた隣のオペ室に運ばれた。血圧七〇／四〇、脈拍四十五というほとんどショック状態のバイタル。私はとうとう倒れることを前提にオペの見学をし、「倒れるときは後ろ向きで倒れて」と看護師さんに倒れ方まで教えられる始末……。内科では循環器のアンギオ、呼吸器のトロッカー、眼科、耳鼻科でもオペでは倒れることがないように保つのが精一杯でオペで何かを学ぶ余裕なんてまったくなかった。唯一精神科では結構実習に参加でき、勉強になったと初めて実感した。

実習で忙しい中、やすは四回生で来年の就職に向けて就活をしていた。忙しい中でのすれ違いばかり。お互いの距離がどんどんあいていく。その中でやすは「結婚するんやったらあまり人の身体を触る科には行ってほしくない。忙しいのも悲しいし。ほんまは医者になってほしくないねん」と言い出す始末。「あのなあ、私、医学部にいるねん。それでもつき合ってきたやん。医学部にいるってのは医者になるってことやん。今更そんなこと言われても無理やわ」とつんけんとした返事をするが、やすの期待に応えてあげられない罪悪感でいっぱいだった。その上、このきっつい実習はますます私を疲労させていった。

この年、部活では自分がキャプテンをして、医学部の全国大会で優勝した。これだけが自分でやりきったと胸を張って言えることで、自分の体と心が一体化できた唯一の体験でそのほかのことは感情も思考も感覚もぐちゃぐちゃで、食べ吐きは帰宅後に一気にやるようになっていた。そこでは精神力だけではなく体力もどんどん奪われていった。このときは身長一六〇センチメートル、体重四十八キログラムと、やや痩せ気味くらいで見かけはキープしていたが、その頃は食べ吐きしてもただ身体を痛めつけているだけで、以前のような浄化作用はほとんど感じられず、少しは心を落ち着かせ、自分をほんの少し感じ取る作用としてしか役に立っていなかった。これは依存症なのか？　しかし断酒や断薬のように「まったく食べない」というのは生きていく上では無理があり過ぎる。このまま治まるといいなあとは思っていた。この病気の恐ろしさも知らずに。

親からは時々「どうしてる？　勉強してる？　今が大事な時期よ。実習で現場をしっかり見ておくのよ」などと電話がかかってきた。どうやら本気で言っているらしい。私をいくつだと思っているのだろう。このままだと「ハンカチ持った？　ちり紙は？」とまで聞かれそうでいつも適当に答えて、早々に電話を切った。この人たちは本当は何を心配しているのだろう。私というものを通して何を望んでいるのだろう。子どもたちが親の心配を心配しているなんてきっと思いもしないのだろう。ほかに言うことがないのだろうかと必要以上に腹立たしくなったが、気にしないことにした。強大な味方がいる。昔はそれは「まさき」だった。今は違う。あなたたちにはわからないだろうけれど。だからもういらない。愛情なんて。今さら。今は甘くておいしいこってりした食べ物さえあればいい。それで現実の楽しいことも嫌なこともなかったことにできればそれでいい。もう自分の人生なんてとっくに諦めていた。「もう遅いのよ」そういう本当のことをもう知っていた。

八月。また夏が来た。太陽、蟬の声、ひまわり、夕立、甲子園、草のにおい、土埃《つちぼこり》。毎年のように夏がわんわんといっていた。こんなに満ち足りて、何もかもが豊かに生命力に溢れているのにそんなことは全然心に響かない。あれほど好きな夏なのに世界が遠くて何も話しかけてこなくなっていた。その頃には私に関して「彼氏ともうまくいってて、痩せて綺麗になったし、料理もうまいらしいよ。いいなあ。すごいなあ」そういうイメージだけが周囲にできあがりつつあった。私のめちゃくちゃに混乱した心の中とは裏腹にそんな噂ばかりが先走り、私はますます現状維持にしがみつくようになった。みんなの期待に応えなくてはと必要以上に自意識過剰になり、息が詰まりそうだった。過剰な同調性は幼い頃からだ。そんな噂なんて浮かんでは消える雲のようなものなのに。

そこまで病状が悪化してきているのに、まったく素知らぬふりをして人の話を聞いたりできることにはびっくりした。でも勘違いするのも無理はない。確かに「別にすごないよ。必死で勉強してるからやつれてるだけ」と表面的には笑顔で明るく答えていたし、以前ほどではないがやや痩せ過ぎていること以外は普通にできているように見えたのだろう。必死でそういうふうにしていたのだから当然といえば当然だったが、自分でも二重人格かと思ったほどだ。そのギャップがどんどん大きくなるにつれて、苦しさは倍、倍と増していった。笑顔の内側で自分がどんどんなくなり、遠くなってなくなっていく感じ。「この今のありさま。絶対何か間違ってるよな」と思う反面、「これで生きているなんて私ってすごいなあ」「変な能力あるのかも」とも思えて、またそれが妙なバランスを保ち、この状態を続かせる。なんとなくこれまでの人生で「自分が本当になんともならない、なんとかしなくては死んでしまうと直感したときには必ず行動する」ということが、自分でわかっていたせいもあるのかもしれない。そういうときに「あっ、これ逃したら死ぬな」という直感が妙に働くのだ。自分に対する信頼感なんてとっくになくなって、自分で自分をだめにしてしまったり、被害妄想から他人を非難してしまったりする可能性が十分にある、そんな何をやらかすかわからない自分が一番怖いような状態だったのに、変なところで自分を信用しているなあとも思った。

だけど平静だったわけでは決してない。もしのちのちこの経験が役に立ち、それで生業《なりわい》が立てられたとしても、これだけは絶対に言える。声を大にして言いたい。「虐待や戦争なんて絶対にやってはだめだ。悲惨だ。そんなことしたらいけない。これまでの歴史で人間が個人でも集団でもどんだけひどいことをしてきたかわかるやん。他人への支配、操作、過剰な期待、法律で裁けなくても、一人に対しても集団に対しても絶対にだめだ。特に何も状況を把握できていない一番弱い人だけが苦しむ状況を維持することで、自分の何かを保とうとするなんて。自分の大きさがわからなくなる。人の経験を奪ったりしてはいけない。やった方もやられた方も。生きていく悦びを全部奪われてしまう」と大真面目に言いたい。

苦しかったらやめたらいいのにと何度も思った。今は、もう子どもじゃないのだ。握り締め過ぎているものを手放せばすむことなのに。自分で勝手に自分の首を絞めて苦しがっているのだ。救いようがない。自分のやっていることがおかしいことぐらいわかっていた。「気ちがいなんや。なんかここまで生きてきたことに何の価値もなかったんやなあ。生きてこなけりゃよかった」どんな状態のときでも頭の中の一部分だけはいつも妙に冷静で、それが私を余計に悲しくした。いっそ何もかもわからなくなればいいのに。

きっともっと、この状態をなんとかする現実的な方法があるにちがいないことぐらいはわかっていた。ほかに方法があるのに見ようともしないで勝手にどうしようもないと思い込んでいるだけだ。独りをやめたらいいのだ。病気を認め、誰かに話し、頼り、甘え、わかってもらい、協力してもらうのだ。一度きっかけさえできれば、あとはなんとかなるようになっていくのだろう。独りきりよりは全然ましなはずだ。でも、わかっていても悔しくてできなかった。誰も本当には信用できない家で育ったのだ。そしてここまでずっと心の中は独りのまま頑張ってきたのに、今さらそんなことできるわけがない。あまりにも子どもで、わがままで、自己中心的でプライドが高かったので、自分なりの戦い方にこだわった。変なの。こんなに苦しくてつらいのに。今思えばわかりにくくて、現実に沿わないやり方だったけれど、とにかくここで自分自身としてあがかないといけないと、本能的に感じたからやっていたのだと思う。摂食障害は私が本来の私として生きたいという最後の叫びだった。ほかに方法を思いつかなかったのだ。それに誰かが同じように通ってきた道でも、ここから逃げないで自分で通過しないと結局はだめな気がした。今度こそ私が自分で自分のことを積極的に大事にできないと、もうチャンスがない。どんなに格好悪くなってもいいから本気にならなくてはと思った。でも怖い。

「これからどうなっていくのだろう」と冷静に思う日もあれば、「このままではいけない。普通の人と同じ生活がしたい」と、かなり切羽詰まった感じで思う日もあった。そういう日々。つないでつないで、なんとかしていた。だけどどんなにもがいても、もう元には戻れない。かわいそうな私。大馬鹿な私。でも自分で選んでいる。小さい世界のほんの少ない経験からのことしかわからないけれど、今は自分なりに選んでいると思う。もはや、その気持ちだけがこのとんちんかんな、きっとどこかが大きくずれてしまったところにたどりついた私のこの状態を支えている。いいのか悪いのかなんてわからない。変なところにいらないエネルギーを膨大に使っているかもしれないが、ここまでなんとかやってきたし、そのことがまたなんとかなるのかもと思わせた。

病院実習も見学は全然だめだったが、レポートがあるとほぼ完璧に仕上げた。期限どおりに、傑出はしていなくても、ノーと言わせないものを仕上げる能力には長けていた。中身には興味がない。先生受けをして通りやすそうなテーマを選んだだけ。何もなかったかのように、まあるく、まあるく、まとめてしまう。中身はグチャグチャでも輪郭が整っていればOKだ。あまりにうまく隠すので決して誰にもわからない。私の中身がからっぽで混乱しているなんて絶対にわからない。そういうタイプの鍛え上げられ方だった。それが我が家で生き延びるための私のやり方だった。いつのまにか勝手に身についた。それなりに役に立つこともある。そんなもの全然欲しくなかったけれど。

19 自然の美しさ、遠のくやす

一九九八年　十月　　二十三歳

見慣れた風景に秋風が吹いていた。豊かに実った稲穂が揺れて、すすきが金色に光る。夕焼け空に薄く光る大きい月。赤とんぼ。とんび。さんまとお味噌汁の匂い。神様が住んでいそうなくらい美しい何もかも。スケールの違う感動。思考を超えた大きな生きている力。そういうものを見るとなぜだか祈りたくなる。どうかなくならないでほしい、なくなったら生きていけない。切実にそう思う。世界平和とか、自然保護とか、環境保全とか、普段は考えてもいないくせに、妙に神妙に本気で祈りたくなる。自分のことしか考えていない私にそんなことを思わせるなんて。いろいろな生き物がいてその中に自分もいる。その中の一つなのであって、何を大げさに考え込んでいるのだろう。そういうことを一瞬にして教えてくれ、大きくなり過ぎて傲慢になっている自分を普通の大きさに戻してくれる。そういうありがたさ。ほんの一瞬だけでもそういうことの積み重ねが大切なことのように思えた。

「はやく人間の大きさに戻りたい」何度願っただろう。「普通になりたい」と。

やすが帰ってきてからの生活にも一定のサイクルができあがりつつあった。当たり前のことだが、私たちの関係も違うものになっていて、以前にはなかった別の要素が入って無視できなくなっていた。そういう流れになっていたのだろう。お互い忙しいことを理由にして、週に一回ぐらい会ってお茶を飲むぐらいで、首の皮一枚のつながりだった。忙しいことをわかりあっているかのような素振り。それが現状を曇らせて話し合うきっかけをうまく逃してくれていたのだろう。

イギリスでできた友人たちが次々に帰国して、やすには私の知らない人たちの中で居場所ができていた。以前だったら、寂しい思いをしてめそめそしていただろうに、今の私にはその方が都合がよかった。

安心して食べ吐きができる。どうしてこんなふうになったのだろう。あんなに好きで、この人以外は考えられないとあれほど強く思っていたのに。どこからどういう理由でこうなったのかまったくわからない。何かが少しずつずれはじめ、何もしようとしないまま気がつけば決定的なところまでずれてしまったのだ。もう修復できないし、する気もない。ただお互い別れを言い出せずにいるだけだ。私は待っていたという事実とこんなことになってしまったことに対する腹立ちから、やすは待たせていたということと新しい人間関係の中で楽しそうにやっているという罪悪感から、変な距離でつながっていた。お互いにもうやめたらいいのにと思いながら、離れられずにいた。お互いの生き方を侮辱するような日々。やめておけばよかった。もうとっくに終わっていたというのに。

20 食べ物への依存症と周囲への無関心

一九九八年　十二月　二十三歳

大嫌いな冬。この時期がそれまでの人生の中でものすごく独りだった。やすとも会わなかったし、寂しいとも思わなかった。人なら相手に合わせたり、喧嘩したり、頼んだりしないといけない。面倒くさいし気も遣う。でも食べ物ならいつでもそばにあって、文句も言わないで私をすぐに満足させてくれる。そういうものと二人っきりの生活。それはそれで気楽だった。

しかしながら、こうして過ごす期間が長ければ長いほどまずいことになる。それはそう思えた。人生の中で時間という要素はあまりにも強大だ。知らず知らずのうちにいつもやっていることが自分の人生になってしまう。何についてもそうだ。初めはびっくりして、戸惑い、混乱し、なんとかしようとしてもがくうちに少しずつ慣れてくる。そうして少しずつ、もともとあったもののように、自分の人生に組み込んでいこうとするのだ。その優秀なやり方が、いいようにも悪いようにも働いてしまう。そんなことを毎日繰り返しながら、それでも朝起きて、仕事をし、お風呂に入って食べて眠る。そのために生き、生きるために繰り返してしまう何か。日常生活というもののもつあまりにも大きな力、流れ。これであっているのだろうかと迷い不安に思いつつ、それでも生きることの繰り返しに耐えられず、誰かと確かめ合うこともしないまま、できるだけ何かを直視しなくてすむように、ごまかしたり、ずらしたりする工夫をしているうちに、はまってしまうものがある。そのこと自体が目的になってしまい、それが人生を覆うようになる。わかりにくい怖い仕組みが確かにある。

まさか自分もそんな依存症の仕組みにはまってしまうとは、まったく予想もしていなかった。地獄に自分からはまってしまったのだ。どうして。しっかりしてきたつもりなのに、ぽっかりと開いていた穴にこんなにも簡単にはまってしまい、抜け出せなくなってしまうなんて。思いもよらなかった。それほどに深い意識できない何か。家庭環境というものが大人になってもこれほどに影響力があるなんて思いたくもなかったが、見て見ぬふりをしてきたものが積もり積もって、思い知ることになった。きっと、ずっと問題はそこにあったのにわかりにくくなっていただけのこと。大人になんてなっていない。私の心の傷は子どものままだった。そしてそれが爆弾になるとは思ってもみなかった。

21 友達とバレーボール

一九八八年　四月　十三歳

中学校に入学してまったく知らない人たちと出会い、うきうきしていた。自分でもこんなに楽しいと思ったのは久しぶりだ。なぜだろう。新しい出会いがそうさせてくれたのだろう。はじめは心配していた三時間の通学時間も苦痛ではなかった。私は小学校で少しかじったバレーボール部に入った。父親からは「部活は勉強の邪魔になるから絶対に入るな」と言われていたが、私は逆に「今、部活入らへんかったら絶対死ぬな」と思った。このときの感じは今もよく憶えている。ここで親の言いなりになって勉強ばっかりの日々になっていたら、今頃私は犯罪者になっていたか、自殺していたかもしれないと思うほどだ。

「殴るなら何発でも殴ればいい。もうあんたの好きにはさせへん。私の人生はあんたのもんやない。私が自分で決めるんや。何回転んでもまた立ち上がって友達と一緒にそういうの、していくんや。身体は傷つけられても心まではあんたの思うようには流されへん」

父親は毎日のように私のクラブ活動について文句を言い、怒鳴り散らして私の部屋を破壊していたが、私には関係ないことだと無視していた。私は私。まだまだこれから知らないことがあるし、たくさん悩むこともあるけれど、私は自分自身で直に触れたい。たとえ何度怪我をしたとしても、また立ち上がろう。バレーボールを通じて友達がたくさんできた。勝つための工夫や横断幕を自分たちで作ったり、顧問の先生と交換日記をしたり。単純なことなのに今までは全部できなかったことを全部やった。練習は、毎日比叡山を一周するようなランニングから始まり、顧問の先生からは怒鳴られたりボールをぶつけられたり、かなりしんどいものであったが、自分でやりたいと言い出したことだから、その分練習も全力で頑張った。そして言われなくてもばりばりと勉強した。楽しかった。自分が自分であることが。帰りの電車で友達と延々と話したり、恋をしたり、毎週末練習試合に行ったり、文化祭でアイドルのものまねをして踊ったり。この中学校時代の三年間でそういう思い出がたくさんでき、すべてがきらきらと光った。中学時代の三年間。この三年がなかったら、私は確実に死んでいた。救いは単純なことにあった。自分を認めてもらうこと、相手を認めること、違いがあっても一緒にいられること。ばかばかしいほど単純なことが、あの家にはまったくなかった。単純で、でも生きていくために絶対に必要なことだった。たとえ途中で道を間違ってもこの三年間が胸にあり、この感覚を思い出すことができれば、また立ち上がって必ず歩き出せる。そのくらいの勇気も元気も笑顔も贅沢に溢れかえっていた。

だから卒業式ではものすごく泣いた。忘れない。みんなのこと。これからどこへ行っても、迷っても、心の帰るところがここにできたのだ。この気持ちを土壌にしてこれからは自分を大事にしていこうと素直に思った。

そして成績が安定し、高校も父親志望の（誰が行くと思っているのか……）進学校に入学。すべてがぎりぎりのバランスだったが、「学校」という守られた空間にいる時間が長くなり、そのおかげで自分を保持していた。教室にいると自分だけが別の空間にいるように感じたり、地面から浮いているようだったり、みんながロボットのように見えたりするときが時々あったが、すぐに現実に戻ることができた。もともと完全に「男尊女卑」の父だったので、私に対する「おまえには医師という範疇《はんちゅう》に入ってほしいが、俺やおまえの弟を超えるな」という暗黙の、時にハッキリし過ぎたメッセージがそこかしこに見受けられた。弟への期待も大きかったのだろう。父親の怒りの矛先は徐々に弟に移っていった。散々甘やかしたから、今度は言うことを聞いて勉強しろと言わんばかりに、私の部屋とカーテン一枚で隔てられた弟の部屋から、父親が弟を殴る音や弟の悲鳴が毎日のように聞こえるようになった。その声をまたかき消すように、私は自宅では勉強をするふりをしていた。そして中学校のときと同じように高校でも、勉強もバレーボールも楽しくて時間がもったいないように贅沢な感じで、毎日、溢れ出る綺麗な水をごくごくと飲むように青春を謳歌していた。そして小学校六年生で六十五キログラムあった私の体重は、少し食べ物の傾向を変えただけで、少しずつ自然に身長一六〇センチメートル、五十二キログラムで落ち着くようになった。

22 人間として生きることの決意と主体性

一九九九年　元旦　二十三歳

お正月に、本当に久々に実家に帰った。どんなにつらい状況でも思い出はあるものだ。中学生の頃からずっと着ていた、姉とおそろいの毛玉だらけの寝巻きを着て、「おはよう」と起きてくる元旦の朝。近くのデパートで頼むおせち。歯の悪い父のために野菜をスライスして煮込んだどろどろのお雑煮。年賀状を見ては懐かしい面々を思い出してげらげらと笑った。

お正月最初の朝。元旦であっても、相変わらず食事の席でのいい思い出はまったくないと言っていいだろう。だいたい食事の席では、父が子どもたちの旧年を振り返っての反省会のようになったし、父が必ず誰かの悪口を言い、それが家族の誰かのこともあればテレビに出ている人であることもあった。食事の内容なんて憶えていない。時限爆弾のような父親を前にみんな黙々と食事をした。味なんてわからないことがほとんどだった。特にそのとき摂食障害まっただ中だった私は、吐くことしか考えていなかった。この状況でどうやって嘔吐しよう……とそのことだけに気がいっていた。しかしこの日の話の矛先は弟ではなく久しぶりに私に向いた。

「あんた、なんか痩せたけど変なダイエットとかしてへんやろな」と母。母は場の空気が悪いと無理やり誰かの短所を持ち出しては父に無意識に振ることがよくあった。迎合するのだ。その話題に乗っかった父が「おまえは一人暮らしなんかして。親の目の届かんところで何してるかわからん。人が儲けた金で好き勝手しやがって。がりがりになって苦しいことを強調したかって無駄や。そんな芝居に乗るか。しんどいふりして嘘ついても俺は騙されへんぞ」

「摂食障害やねん」と言うと、今度は母が「それって精神科の病気やろ？　なんか家庭環境が悪いとか言うのと違うん？　あんたはなあ「運が悪かっただけ」や。たまたま男の子を望んでたのに女に生まれて、みんな忙しいから放ったらかしやったけど何にも言わんとこっちをじっと見てて気味悪い子どもやったわ。まだ文句の一つでも言えばかわいげがあるのにな。ちょっとしたボタンの掛け違え。引っ越しとか重なったけどそんなんで精神がやられるんやったらあんたの頭が最初からおかしいんやん。あんたが悪いねん。あんたがもともと変わってたからや。頑張るとかなんてみんな普通にやってることや。今さら親のせいにせんといてな」と言った。

は？　なんだ、この親は。そこまで自分たちの言動を分析できてわかっていながら、この開き直りよう。この人たち、本当に医者なのか？　本当にこんなことしか言えへんのやろうか？　娘が命をかけて踏み出しかけた道々に落とし穴を作って何がおもしろいのだろうか？

この人たちとやってきて今心病んでいる自分が、もう情けないのか悲しいのか腹立たしいのかおもしろ過ぎるのか、わからなかった。ごちゃ混ぜになった事実の幾重もの悲しさに私は思わず高笑いしてしまった。涙とともに……。家族一同が呆然として私を見ていた。「あーあ、そっか、この人たち心底わからないんだ。本当にわからないんだな。私に起こっていることが」ただ悔しかった。認めたくなかった。かわいそうな自分。誰にも想ってもらえないのに頑張り続けなくてはならなかった。そんな自分を認めたくなかった。悲し過ぎて。もう二度とあの無力感と失望を味わうなんて耐えられなかった。大袈裟でなく。今度は真剣に。もう絶対に嫌だったのだ。

この一瞬の間に駆け抜けた気持ちは本物だ。本来の私自身のものだ。確かに。

ブチッと音がするほどに猛烈に怒っていて、たくさんの言いたいことが頭を駆け巡ったが、逆に出てきた言葉はとても短く、静かで落ち着いていた。

「もう、自分のことは自分でするから」と低くてとおる声。

「まさき、バイバイ。私やっぱり生きていくことに決めるよ。今までありがとう。いつかは自分で決めんとね。どこで生きてくにもここよりはましやから」私が私の心にそうつぶやいた。涙が次々と出てきたが、両親の目を睨《にら》むでもなく、しっかりと見据えていた。いつもなら「なんやその目つきは！」とくるところだが、何も言わせない何かがそこにあった。

今までの私とは違う。私が私として地に足をつけた瞬間だった。あなたたちとは違う、一人の人間として。あきらめでもなく、そうすることによって両親に何をしてもらおうというものでもなく、ただ自分の意思として、良いも悪いもなく伝えた最初の決断だった。もうあなたたちの思い通りにはならない。同じことをやるにしても、自分の目で見て、耳で聞いて、心で感じて、人に相談し、それから自分で決めて、やる。わからなくても、慣れてなくても、これからは。単純明快。背筋をぴいんと張って、しっかりと目を開いている。私が私のちゃんとした心と身体で確かに今ここにいる。そういう感じ。忘れていた。中学校と高校三年間のような感じを。私はかわいそうな存在にならなくても自分で立ち上がることができる。


光が見えた。

光のあることを知ったら、あとは見失わないように、信じ続けるのだ。

誰かのせいにすることは簡単だ。悪者はたくさん見つかる。

でもさすがに、自分の生い立ちを何度も振り返って考えるうちに、ないものももちろんあるけれど、あるものもいっぱいあって、形は違っても、良くも悪くも、家庭環境から影響を受けていない人なんていないことがわかってきた。すべては体験なのだ。わかってくればくるほど、実のところ苦しかった。心を捻じ曲げられ、萎縮させられていても外見からはわからない。わかりにくい。誰からもわかってもらえないし、うまく伝えられない。経済的に苦しくて、大学に行けなくて、懸命に働いている人の方が、笑って眠って頑張っているふりのできる空っぽの心の大学生よりも不幸だなんて誰に言えるだろう。現実におかれた設定と心の状態は単純に比例するわけではない。子どもの頃に置いてけぼりにしてきたこと、やり忘れてきたことがあるなんて知らされていなくて、それが人として生きていくのに絶対的に必要であることも知らされていなくて、でも大きくなれば外見は同じ大人だから同じところをきちんと通ってきたものとして、当然同じように扱われてしまう。なんとかかんとか人真似をしてやっていこうとはじめはするけれど、結局はもたない。何かが足りないとわかっていても、もう誰も子どもからやり直していいなんて言ってはくれない。時間に流されて同じように働き、結婚し、子どもを育てる。空っぽのまま。いつのまにか同じ悲劇を繰り返すようになる。でも、ないものは伝えられない。

悲しい、切ない、どうしようもない、苦しい、きっと誰のせいとかでもない。私はどこ？　人類の歴史のどこかから始まり、続いてきたことの中にいるのだ。私だけのせいではない。

ただ、そういうことの繰り返しを止めるのは、人と人のもつ温かなつながりと、地球の息吹と、勇気と、元気と、笑顔と、強さしかない。ほかにない。ごまかしや嘘はきかないことだった。


結局のところ、本人にしか本当のことはわからないのだ。でも、このままではとても生きていけない。でも生きたい。笑いたい。怒りたい。喜びたい。悲しみたい。私として。だからなんとかしたい。いつまでも被害者とかサバイバーとかはもう嫌なのだ。実習中でも目の前のことと関係なく、叩かれまくったときの映像が頭に浮かんできたりする。もう、そういうのも嫌だった。今度は食べ吐きとは違う方法で。解離しないように気をつけながら。そんなことできるのか？

それにそのやり方がわからない。だから誰か協力してほしい。

そういうことを初めて素直に思えた。そして同時に自分が心の病気にかかっていることを自分がまず認めて受け入れようと思えたし、自分の人生にまずは自分がきちんと取り組んで、そうして自分を大事にしようとも思った。

それからは、両親とは必要外のことでは連絡をとらなくなった。

どちらにしても春になれば状況が変わる。やすが就職するからだ。それまでだから、まあいいやと少し気楽に考えるように努めた。でも時間は必要だった。現実と折り合いをつけながら、過去の思い出したくもない出来事を自分の人生にきちんと組み込んでいくなんて、実際はそう簡単なことではなかった。その上、また一人で挑戦してしまってますます苦しい感じになっていた。「もう仕方ない」とあきらめたり、「でもやっぱり」と涙を流したり、「どうして？」と両親を恨んだり。私の内側は煮えくり返り、感情があちこちに行ってしまって、現実には何もしていなくても心は毎日へとへとだった。つまり、私が生きるためのことだけしていた。

それでも「必ずいつかなんとかする。今までだってそうしてきた。今はぎりぎりでもいいからじっとゆっくり息をして、できることをやってなんとかしのごう。そうして糸口になるものにできるだけ敏感でいられるコンディションでいよう。今という時間を目を開いてつなげていこう。いいことも嫌なこともいつまでもは続かない」そう思ってできるだけ「今ここ」に意識を集中した。

食べ吐きは止まらなかったけれど、そうしてしのいで過ごすうちに、量や回数は微妙に少なくなり、食べたいものを選べるようになり、罪悪感や抑うつ気分にとらわれて過ごす時間も随分減っていった。

何かが確実に変わり、楽になっていた。少しずつ。少しずつ。

やすの就職先も決まり、なんとなく新しいスタートに私は立っていた。しかしやすとの関係は留学前、病前とはまったく違ったなんだか異質で硬いものになってしまっていた。

23 大切なわかちゃん、未熟なそしてやすとの別れ

一九九九年　夏　　二十四歳

病院実習もほぼ終わり、国家試験の勉強の日々になった。私は勉強会には特に所属しないでひとりで黙々と勉強していた。しかし一日中独りでマンションの部屋で勉強しているとイライラして食べ吐きがひどくなってしまった。人と接さないと自分の中で何かが澱《よど》んでしまう。うまくエネルギーが循環しなくなるのだ。みんなもっと勉強しているんかな？　などと気になってくる。わかちゃんと電話で話すと少し楽になったが、とにかく一日が長かった。

ずっとこもりきりで、このままだと「浦島太郎」みたいになっているのではないかなと感じて

急に怖くなった私は、久しぶりに京都の繁華街に出てみた。盆地のため独特の蒸し暑さがある京都。大文字山や比叡山が見える。河原町から烏丸、京都駅までなんとなく歩いた。潰れたお店、新しい飲み屋などが知らない間にたくさんできていた。観光客も多い。京都駅もすっかり工事が終わり様変わりしていた。なんだか綺麗な劇場などもあり、中では何か演劇をやっているようだった。そこでふと思い出した。そういえば一九九八年夏頃、今よりもっと混乱していて、自分が過去にいるのか今にいるのか、そもそも実存するのかさえわからないような頼りない気分で、京都のその劇場に足を運んだことがあった。

何の気なしに入場券を買って入ったら、そこはびっくりするほど空いていた。そこでは京都らしく牛若丸の劇をしていたのだが、私はストーリーを把握できていなかった。ただその牛若丸がものすごく心細い顔をしていて心惹かれてしまったのだ。到底牛若丸ではなさそうなその悲しそうな顔。「これでいいのかこの劇は」と心の中で突っ込みながらそれでも最後まで見てしまった。どうしてあんなに惹かれたのかと思ったが、あの牛若丸の「急に独りで見知らぬところに連れて来られてこれからどこに行くのか、どうなっていくのかわからないで、不安でいっぱいだけどできることをしている」ような私とシンクロするものを勝手に感じて、なんとなく親近感が湧いてしまったのだ。私も外から見たらああいうふうに泣きそうになっているのかもしれないなと思い、でも牛若丸から何か励まされたような気もして、小さくありがとうと言った。その牛若丸がのちのち「嵐」のメンバーとなる大野智さんであることも、その歌やダンス、笑顔が私の土壌にたくさんの栄養分をくれることになることも、このときは知る由もなかった。牛若丸もきっと十年後に国立霞ヶ丘陸上競技場でコンサートをやっているとは思わなかったと思う。私はそのとき「たまに違うことをしてみるといろんな発見があるものだなあ」と呑気に思った。変にありがたく、小さな「私」としての経験がふわっと「私」として感じられて、「人間っていいもんやな。生きててよかったな」と教科書のように思った。人は人と関わらないと自分のことがわからなくなってしまう。一昨年のことを思い出しながら、自分を知りたければどんどん外に出た方がいいのかもしれない。元気になったらそうしたいと思った。

すっかり忘れていたが、あの日からもう一年、あの牛若丸も頑張っているし私も今日一日を積み重ねていって頑張ろうと思うようになったのだ。「今日一日分のこと」「私一人分のこと」だけに焦点を絞れるよう努力するようになった。やり方を変えるというのは本当に少しだけでもいいものだ。でっかいことをしないといけないわけではない。同じような日々の羅列のように思えていたものが、外から見るとまったく違う景色に見えることはよくあることだ。それぞれの人間が感じている現実に気づきの光を広げていくだけで、まったく違う様相をする。彼はこの少ない客を相手に自分の未来を信じているのかな。近道はないけれど私も信じようと思えた。自分が見ようとして行動を起こしさえすればどんどん未来は広がっていく。こもっていた私を、彼はそうとも知らず外に出してくれたのだ。ありがとう。すっかり忘れていた。ずっと外に目を向けても暗い面ばかり集めていた私に、久しぶりに明るい光が射したような気がした。そこにいるだけで、自分でも知らない間に人間って助け合っているものなのだな。そしてそれをすぐに忘れてしまっていた私は今までなんて傲慢だったのだろうと、ちょっと恥ずかしくなったりもした。

秋からは卒業試験がびっしりとあった。私は自宅にほとんどひきこもって過ごした。勉強が独りでないと気が散ってできないということもあったが、意識が狭窄《きょうさく》し活動範囲が狭められ、なんらかの変化の可能性のある外に出ることはなんとなく怖かった。言動が硬直したものにまた戻ってしまった。何にでも始めたら熱中し、いつのまにか没頭してしまうという傾向をもっていた私なので、また今度は勉強に没頭し過ぎて食べ吐きでやつれていた。そんな私に、わかちゃんは「まほこ。またずっと独りでいて、ぴりぴりして、どんどん痩せてくからどうしようかと思って。私と同じ病気になってるんと違うかなあって心配になったわ。電話にも出ないし。たまに会っても平気やって言うし。もう、本気でやめてや。ああいうの。ちゃんと口で言ってや。今度は遠くにいても押しかけていくから」と涙目でぷりぷりと怒りながら言う。ものすごい真剣さを感じて、なんだか手を合わせたい気持ちになってしまった。

「ごめん、ごめん。わかも摂食障害やの?」と謝りながら尋ねた。

「せやで、でも私も完治はしてない。気持ちわかるから一緒にいよな」と言ってくれたわかちゃんは泣いていた。

心からありがたいなあと思った。ずっと、想っててくれたのに、変わらずそばにいてくれたのに、手を差し伸べてくれていたのに、私の方がそういう優しくて温かいものを全部シャットアウトしてしまっていた。素直に受け取れるようなコンディションではなかった。自分には明るい面などもうないと思い込んでいた。そういうふうに本気で誰かが自分のことを想ってくれるなんて。

ありがとう、わかちゃん。

周りの何が変わったわけでもないのに、いいことをたくさん知り始めているような気がしていた。春は生まれ変わりの季節だ。行きつ戻りつしながら、少しずつ世界が暖かくなっていく。周囲のいろんなことがはっきり感じとれるようになってきて、世界が少し現実味を帯びてきてはいたが、こわばって、握り締めていた何かを思い切って手放すことはまだできなかった。手放すと、それと一緒に世界と自分の境目がなくなりそうで恐ろしかったのだ。それでも、ちょっとずつほぐれていく。一気にはできないが、今はそれが心地よかった。

だから、減ってはいたものの、食べ吐きを急にやめることはできなかった。やめようと頑張ったが、何度かは成功し、何度かは失敗した。普通に歩いていても食べ物はどこにでもあり、不安はやはりいつもそこにあった。

でも違う。前のように強烈に食べ吐きしようとしてもできなかった。途中で興味がなくなってしまうのだ。ほかに楽しいことがあって。びっくりしたがうれしかった。

就職したやすは、研修で三カ月は岩手県の方まで行っていたし、その後も残業だの休日出勤だのでとにかく会う時間がとれなかった。いや、とらなかった。相手を思いやる気持ちも好きだという気持ちも曖昧になっていた。流産のことは確信もなくまだ話せなかった。腐った玉葱みたいだ、私たちは。こうして内側だけがわからないように腐食されていく。お互い包丁を入れずにじんわり広がっていくのを待つだけ。責任の押し付け合い。ここ二年ほどやすと二人でいても大笑いしていない。見送ったときの恨みがましい気持ちを一年かけてじわじわと数倍に膨れ上がらせていただけではないか。その上、まだ待つだけ。そういう意味では二人とも似たもの同士だった。

私は、わかちゃんを含めた仲良し大馬鹿グループとも大学ではできるだけ話をして、勉強は独りでする、というメリハリをつけた生活に切り替えて、とにかくスタンスを変えるように試みていた。不安定だった気分にも少しずつリズムができてきたように感じていた。ぎりぎりでバランスをとりながら、できるだけ今までとは違うふうに考えたり、話をしたり、考え過ぎないようにしたり、まずやってみたりと、もがいていた。馬鹿みたいに真剣に、懸命に。だけど、ここはずせない。自分でもそれはよくわかっていた。ここが踏ん張りどころだ。後まわしになんてできない。本当に一歩もはずせない階段だった。

はじめのうちはただ手足をばたばた動かしているような感じで、やり方を変えても方向も定まらず、何も変わらないみたいに思えた。このまま生きていくのだろうか？　もうだめなんだろうか？　そのことでふと不安になり、イライラしたり、投げやりになったり、泣いたりした。もちろん、食べたし、吐いた。一見同じことの繰り返し。「もう限界かも。やめよう」とも思ったけれど、自分でわからないながらも続けていく中で、自分に必要なものを拾っている感じは確実にあったし、またその日常が、今という時間のつながりが自分を形作っていくこともそのときにはなんとなくわかっていたので、本気であきらめようとは思っていなかった。

この夏真っ盛り。日常のもつ力は大きい。有無を言わさず流れていく。混乱することもあったが、以前のように「自分だけは特別」と流れに逆らってばかりというわけではなく、少しは身を任せられるようになり、「これでいいのかも。私が生きているんだなあ」という感触があってうれしくもあった。自分にできることを一つひとつ踏みしめてやってつなげていくこと、光を見続けようとすること、それが振り子のように揺れながらも少しずついい感じになればいい。私がいてはいけないということはない。たくさんの中に私もいて、特別だけど特に特別というわけではないことを謙虚に踏まえて。そんなことも、今ここまできて初めて知った。「世の中まだまだ知らないことだらけで、まだまだ勉強することがたくさんあるなあ」と、以前は思いつきもしなかったような前向きな気持ちになれることもあった。

そして「何もなかった箱」は「今日はとりあえず棚上げする箱」と名前を変えて「今日やる必要のある箱」ときちんと境界を引かれ、私の中に収まった。何がそんなに怖かったのかそのときにはもう明確にわからなくなり、「まあいいや」と初めて主体的に思った。

やすとは、どんどん離れていった。時間を共有していないので、二人の中でお互いの分量がぐんぐん減っていくのがわかった。ただどこで踏ん切りをつけようか、タイミングがつかめないでいた。なのに、私の気持ちは前ほどに落ち込んでどろどろにはなっていなかった。ただどこで過ごしていたのに、お互いのことに全然興味もなくなっていたのに、不思議なことに、やっととれた夏休みにやすはディズニーランドに行こうと言い出した。「あ……うん、いいよ」と言ったものの、大学の仲間と一緒にいる方がこの頃にはずっと楽しくなっていた。いつのまにか色褪せて、知らない人よりももっと遠くになってしまったやす。時間は確実に過ぎ、すべてが少しずつ変わっていく。そのことだけは嘘がなく、私たちにも平等だった。

ぎらぎらと照りつける太陽の中、ディズニーランドに着いた私たちは久々に手をつなぎ、アトラクションに乗り、パレードを見て大はしゃぎした。ディズニーの魔法にかかって。束の間の恋をし直したように。もしかしたら、こういう感じには誰とでもなれるのかもしれないなとふと思った。これが恋だ、こんなに楽しいことはないなどと本気で思ってしまったら続かない。魔法だからすぐに覚める。その後に残って現実感を伴って続いていくものの方が本物で、大切なもののような気がした。

ディズニーランドへの旅は三泊の予定だったのだが、別れは唐突に一日目にやってきた。この旅行中にけりがつくような雰囲気をお互いに感じ取ってはいたが、延ばし延ばしになって三日目ぐらいになるかと思っていたのだ。

やすの方が口火を切った。

「あのな、話あるんやけど。まほこは今俺と一緒にいて楽しい？　待たせたりして、申し訳なくて今までなんとなく付き合ってきてしまったけど、最近は全然会わないし、こういうのなんか違ってると思う。俺は今の状態、正直つらいねん。まほこはどう思ってるの？」と意を決したようにやすは聞いてきた。まったく同じことを思っていたくせに、私の口をついて出た言葉は、激しい怒りと非難だった。

「やすは楽しくないんか……一年もずっと私のこと放っておいて、つらいって何？　私がどういう気持ちで待ってたのかなんて考えもしてないし聞きもしない。帰ってきてからも、イギリスの友達と遊んでばっかりで、結局自分のことしか考えてへんやん。医学部行っているの知ってて医者になんなとか意味わからん。いつでも私が自分の思い通りになるなんて思わんといてや。馬鹿にすんな。あんたがおれへんあいだに流産までしたんや。もしあの血だまりが流産やなくても、むっちゃ怖かった。電話してもつながらへん。私がつらいときあんたは向こうでおもしろおかしく遊んでたんやろーが」泣きじゃくりながらそんなことを一気に言った。

やすは何のことを言われているのか、訳がわからない様子だった。

「そんなこと……今さら言われても……留学はしたかったし、まほこも納得したやん。忙しかったのはおまえも一緒。ひとりにして寂しがらせたかもしれないけど、そんなこと言ってたら二人でいてもまったく自由を感じられなくなって息が詰まるやろ？　何も自分のことできなくなってまうやん」

「流産は？」

「それは俺知らんかったし、言われなわからへんやん。電話通じひんかったん？　手紙に書いてくれたらよかったのに。帰国してからもそんなこと何も言ってなかったやん」

「そんな心の余裕ない。全然時間もとってくれへんかったやん。もうなんでイギリスなんか行ってんな。馬鹿野郎！」

もう最後の方は何を言っているのかわからなかった。やすに言うべきことではないこともたくさん言ったと思うが止められなかった。

「わかった。話し合おうかと思ったけれど、俺にもまほこにも余裕がない。俺は最近やっぱりイギリスで知り合いになった友達とおる方が楽しいねん。だから研修終わったら東京に行こうかと思っててん。それにまほこがついて来てくれるんやったら一緒に行きたいと思っててん」とやすがこれからのことについて話しだした。

「そんなん無理や。なんで私を自分の付属品みたいに扱うねん。私の意見もあるやろーが。もうあんたは私の知ってるやすやない。私が好きやったやすやない」

「俺はこれからもまほこといたい。イギリスでは貴重な経験もしたし、それで友達が増えたからってまほこへの愛情が減ったわけやない。でもまほこはそう思ってるんやろ？　そういう付き合いがこれからもずっと俺らの関係の邪魔になると感じるんやったら、俺はやっていきたくてもどこかで続かなくなると思う。流産についてはどう対処したらいいかこれから考えたい。一緒にやっていかれへんか？　一緒にどうするか考えようや。イギリスの友達にも紹介したいねん」とやすが言った。言っていることはまったく筋が通っている。でもその普通さが私には骨身にしみた。やすは正しいと思う。でもこのときものすごい悲しみと見捨てられる不安を感じた。やすには自分だけを見ていてほしかった。私が過ごしてきたこの一年間のことを全部いっぺんに同じつらさを同じだけ感じてほしかった。そのことの方が人間関係としてはおかしいことはわかっていたけれど、私の子どもになった心性はそんなこと受け入れられなかった。いつも一緒にいてくれないからなどという理由で相手を責めるわけにはいかない。どんなに抱きしめ合っても私たちは別々の存在なのだ。それを淋しいと言っていたら確かに生きていけなくなる。

「なんでよ……なんでイギリスなんか行ったんやな。もうなんでやな。時間を戻してほしい。こういうふうに変わりたくなかった。もう嫌や。死にたい。死にたい。だってやすの言うこと全部聞いてきたやん。やすに逆らったりしなかったやん。だからつぎはぎだらけになったんやん。摂食障害になって毎日食べ物を吐いてなんとかあんたの帰りを待ってたのに……待ってたのに。そのくらい好きやったのに。やすと結婚して、その後もいろいろ喧嘩してもまた仲直りして、やすが中年になって老人になっていく姿を見たかった。やすがおじいちゃんになって、肉がたるんで皺の多い顔になっても、その笑顔を見たかった。ほんとそれだけやったんよ」と私。私は一度でもやすが言ったことをどんな些細なことでも守り通さないといけないような、変に真面目な癖《くせ》があった。それができないことは「愛を失うこと」と同じだった。周囲が変わっても自分だけその気持ちを続かせることが愛だと信じてきたのだから。

でも今ここにあるのは本当の痛みだ。痛い。久々に。ずっと避けてきたものだったが本当に感じてしまうと、逆にしゃんとするような気もした。やすと八年も一緒にいて私が必死になったのはこのときが最初で最後だった。

「何を言うてるねん。俺そんなん言われても過去は変えられへん。まほこと八年も一緒にいたけど、愛されてる感じせえへんかった、正直。まほこのことわかろうと思ったけど。なんか手に入れようとはするけれど大事にはせえへんやん。人も物も。子ども過ぎるねん。ほんまに好きやねんで。俺は、まほこのこと。ずっと一緒にいたい、大事にしたいって本気で思ってんねん。もう限界？　これ以上一緒にいてもお互いだめになるだけ？　いろいろ言うだけ言って何も自分で決めへんやん」

私もそう思う。健全なやすは子ども騙しになんて全然乗っからない。でも子ども騙しみたいに見えても精神的に子どもな私は本気だった。最近やっと「私」になったところなのに「大人と赤ちゃん」くらいに視点が違った。死にたいというのも嘘ではない。でもこんなこと続かせてはいけない。頭では理解していても幼児のときの気持ちで必死にすがりついていた。ずっと。イギリスに行かないと決めたのは私ではないか……「まさき」にありがとう、バイバイと言えたのも私ではないか……またただ。説明しなくてもすぐに全部わかってほしいと大人のやすに求めるのは、それこそやすには全然わからないだろう。私は泣きながらぼそっと言った。

「もう独りにせんといてよ……。もう独りは嫌や……」

こんなにも強くそう思っていたなんて。これっぽっちも気づかなかった。食べ物をたくさんたくさん食べて、たくさんたくさん吐いて、とことん失ってからしか出てこなかった。単純で悲しいくらい素直でかわいらしくかつ恐ろしい願い。生きるときも死ぬときもその瞬間は人間という個体としてはみんな独りなのだから、それを拒否するのはやはり人間として生きることを拒否することになってしまう。わかっていても、あまりにも殺風景な景色ばかりを見てきた私にとってはひたすらに悲しかった。その存在の切ない有り様が。

私の問題はいつも愛情だ。ほかの問題よりも、容易に私の心を支配する。でも難し過ぎて解けない。それでもわかろうとしながら生きていく。そうでなくては生きていけない。そのぐらいに、いつも意識して握り締めていなくてはならないくらいに、私にとって愛情というものはいつもぎりぎりで、危うくて、切実で、余裕がない感じだ。

やすのことは好きだったけれど愛していたのではない、きっと。しがみついていただけだ。分けてあげられる分の愛情なんてなかった。一方的に欲しいばかりで、確かめるばかりで、愛することなんてわからなかった。ただ幼児のように私を丸ごと受け入れ、愛してほしかった。

「独りやないやん。おまえ、俺もおるし、友達も家族もおるやん」とやすは言った。まさか人間としての孤独がテーマになっているとも知らないでやすは言った。

「あのな、うちには家族はおれへんねん。あかんねん。やす。いいよ。もう。独りには慣れっこやから。自分の好きなように生きて」と私はつぶやいた。

「おまえはどこまで無責任やねん。俺はどうなるねん。おまえが好きな俺はどうなるねん。家族おるやろ？　俺らもそうやって作っていこって初めから言うてたやんか……家族おるやろ？

説得したらわかってもらえるかもしれんやん」

家族はいないんだよ。やす。いないんだ。

それに自分が家族を作る？

そんな空恐ろしいこと無理だ。私は結婚を避けてきたのだ、無意識に。自分を愛せるくらいにしか人のことも愛せないと聞いたことがあったが、それならどうなるんや？　もし子どもができたりしたら怖くてたまらない。自分の子どもが……。

「あかんわ。やす。立ってる土俵が違い過ぎるねん。淋しさのキーも違い過ぎるねん。また今度話す。今混乱してる」と言うのが精一杯だった。

やすは悲しそうに私をじっと見ていた。瞬きもせず。永遠のような瞬間。どのくらい見つめていただろう。お互い、目も逸らさずに。そしてしばらくしてやすは何も言わずに荷物をまとめてホテルの部屋を出ていき、それっきりだった。

何の説明もできなかった。

なんて健康なんだろう、やすは。彼にとっては今のこの目の前の現実がありのままの大きさなのだ。どす黒いものや異様に大きな光で頭の中を占領されて、現実を歪めて見なくては自分を保てない私とはかけ離れている。そのことがただただ悲しく、自分の不健康さをしみじみ実感し、それこそ普通に「なんて美しくてうらやましい」と感じた。私もそこで生きたかった。私もそういうふうに優しく美しくありたかった。普通にありたかった。そこに参加したかった。でもできなかった。

「すべての現象には始まりと終わりがある」というこの地上での大原則が、このときの私には一番優しくて厳しいことだった。惨めな私。時間と空間というものに重力で無理やり地上に縛りつけている理不尽な身体を全部そぎ落として血まみれのまま捨てたかった。もしかするとそのときに自分を知ることができるかもしれない。

「もう会えへんねんな……恋人っていう肩書きがなくなっただけで、さっきまでどんなに仲良くしててももう手をつないだりできないんやな」つらい恋愛のルールだった。受け入れなくてはあかんねんな……何をしてきたんやろう。ここで飛び降りて死ぬことも考えたが、それでは今までと同じになってしまう。成長がない。いろんなことが脳の中をぐるぐる回っていたが疲労が先に立ち、そのままホテルのベッドに倒れ込んだ。

「バイバイ、やす。八年も好きだった人。幻想でも現実でも好きだった。でももうバイバイやねんな。動き出したこの流れをもう自分の力で止めることはできないねんな。最後の別れの場所が大好きなディズニーランドでよかった」そんなことを思い、泣きながら眠った。

自分の愛した人が何者かわからず本当に傷ついたのはやすの方だろう。わかっていたのに、かわいそうな私はまたかわいそうな立場に甘えてしまった。でもほんまにかわいそうなのかもしれない。それはわからなかった。誰と比べたらいいのだ？「かわいそうさ」なんて。

私は翌日、ホテルをチェックアウトした。その後三日間ほどは泣いてばかりだった。泣きやんでは思い出し、止めようと思ってもまた「うぅっ」という感じで涙が出てくるのだ。脱水になりそうなくらい泣いた。こんなに悲しい思いをしているのに、なぜか食べ吐きはしなかった。私にとってこの痛みは本当だったし、最後ぐらいは薄めずにちゃんと感じたかったからかもしれないし、あまりにも急なことだったので格好つけている余裕がなかったからかもしれない。

実際のところ、やすと別れても表面的な日常生活そのものに大きな変化はなかった。私が愛していると思っていたのが自分の幻想であるやすであって、想像次第でどうとでも変えられるものだったのだと痛いほど知らされた。失礼なことをしていたのだな、あんなに楽しかったのも嘘なんだろうか？　いろいろ考えていても毎日は過ぎていった。洗濯も掃除も、毎日細々と体を動かしてやらなくてはならないことが山ほどあったし、試験だらけで脳にもあまり隙間ができなかったためか、暗いところにどっぷり自分を漬け込んで自分をかわいそうがる時間もなかった。ただやることはあっても自宅にいることがほとんどだったので、食べ吐きが増えた。好きな人に醜い姿を見られるかもしれないという恐怖感が薄らいだ分、気が楽になったようなところもあった。

でも、食べ吐きがドラマティックでなくなったのも事実だ。もう誰かれかまわずに、好きなだけ食べて、好きなだけ吐いてもよくなって、ちょっとは晴れ晴れするかと思っていたが逆になぜかだんだんと、とてもつまらないもののような退屈な感じになって、張り合いがなくなってしまった。食べ吐きが完全になくなったわけではないが、ただの退屈しのぎのようなポジションになりつつあった。食べていても妙に冷静につまらないなあ、こんなことのために大変なことになっているなあと思い、途中でやめてしまうこともしばしばだった。以前のような、この状態を早急になんとかしなくてはという焦りは消え、少しずつ体重も増えていたがあまり気にならなかった。

現実ってこういうこと？　私が怖かったのは何だったのだろう？


そうして、頭を低くしてできることはしっかりやって、じっとじっとしのいで過ごした。

冬はきつかった。国家試験に向けてみんな全力で勉強していた。当時八割は受かると言われていた医師国家試験だったが、ちょうどこの頃から「どんなにほかがいい点でもこの問題を間違ったらそれで落ちる」と言われる問題が導入されはじめたので、勉強の程度と国試に受かることは単純に比例しなくなっていた。さらにかつては変人のようだった視覚的な記憶力が大人になるほどになぜか徐々に使えなくなってしまっていた。私の脳はどうなっているのだ？　何の渦中にいるのだ？　別れたショック？　食べ吐きのし過ぎ？　後遺症？　勉強し過ぎ？「戻ってこい記憶力」と切に願ったが、私の脳は聞き入れてくれなかった。どうやら次のステージに入ったようだということだけがわかった。

摂食障害を切り口にすると痩せたい視点はあって、またいつ過食になるかわからないという恐怖感も続いてはいたけれど、かつてのような情熱的な拒食にはまったく魅力を感じなくなっていた。何だったのだろう、あれは。激しい食べ吐きに振り回されて混乱することがなくなり、でもあれはきっと私が過去を清算するには通るべき道だったのだろうと遠くから眺めることもできるくらいにはなってきていた。

雑多なことで脳がいっぱいになってしまったり勉強が煮詰まってきたりしたら、部屋を掃除することにした。小さな達成感があって、だらだらと勉強するよりは全然よかった。こんなことさえも思いつかなかったほどに食べ物だけの日々だったのだと改めて感じた。その何気ない掃除のさなかにやすの手袋を見つけてしまった。自宅にあったやすの荷物はまとめてやすの実家に送っておいたのでもうないと思っていたが、こんな片隅になんで？　やすは大型のバイクに乗るので、ごつい手袋を持っていたのだ。「また送るのか……面倒くさいな。でもなかったら困るよな……」と思いながらその黒い革の手袋を手にしてやすの思い出と共にぎゅっと握りしめた瞬間、思い出した。ぞっとして手袋を床に叩きつけた。「おじいちゃん……」記憶が感覚とともに蘇る。

「まほこ、おいで」

あの夢でいつも私を呼んだのは父方の祖父だった。

「まほこ、おまえのとうちゃんもかあちゃんもこういうことが好きなんや。悪いやつらや。しかもなあ、とうちゃんはばあちゃんともこんな遊びしとったんわしは知っとる。だからおまえにも同じことをしているのや。気持ちええやろ？」とベッドで私の首に左手をかけ、右手で私の下半身を触っていたのは、記憶の中ではその祖父の生《なま》の右手だった。私は殺されるのではと怖く、いつも私の首にかけられた祖父の革手袋の左手をぎゅっと強く握り、思いきりかみしめていたのだ。そのときいつも祖父はなぜか左手に黒い革の手袋をしていた。祖父には何かその手袋に意味があったのか、指紋を残さないためなのか（指紋照合を何か勘違いしていたのかもしれない）。

「ほれ、これ握って上下に動かしてくれ。じいちゃんはそれだけでうれしくなるからな。ほら、硬くなってきた。はー気持ちええわ。おまえはそのためにうちに来たんやろ？　じいちゃんが好きならそうしてくれ。な。まほこ。じいちゃんのこの硬くなったやつから白いもんが出てくるまでそうしてくれな。まほこもここさわられたら気持ちいいやろ？　そしたらじいちゃんはおまえを殺したりしないですむんや。誰にも言うたらあかんで。じいちゃんが気持ちよくなれるのはまほことだけやで。みんなにばれたら、おまえは汚らしい子どもとしていじめられるで。だからまほことじいちゃんだけの秘密や」と言った。

私は怖くて祖父の言っている意味もわからず言われたとおりにした。四歳児でも性感帯に触られると気持ちよく、ぼーっとなる。その一方で、気持ち悪くなり吐きそうになった。あの祖父の家のふかふかのフランスベッドの中で暖かさではなくずっと寒さとして身体が記憶していたのはこういうことだったのか。その行為は祖父の家に行くたびに繰り返されていたのだ。祖父の精液が飛び散った私の胸や顔、そして口の中……。どんどん自分が汚れていくのがわかった。祖父は事が終わると何もなかったかのように服を着て、「ばらしたら殺すからな」とだけ言って部屋を出て行った。私は数分待ってから同じ二階のトイレにある洗面所で顔や胸、頭を水でめちゃくちゃに洗った。みんなにばれるといけないので困ったが、服は普通に着て、頭だけ水浴びしたみたいな風貌で一階に下りていった。祖父の家は木でできたいい香りのする家だった。二階から下りると階段の正面に大きなガラス張りの玄関がある。その日は暖かく穏やかな日で、その玄関から入ってくる日光があたりをやたらと鮮明に映し出しているようだった。思い出してしまった。あの凍りついた瞳をしている私を。

「あーまほこちゃん、どこにおったん？　頭びしょぬれやん」

「川に行っててん」

「なんやー、おもしろいもんあった？」

「うーんあんまり」

「頭乾かしたら一緒にダイエー行こうかてみんな言うてるねん。おいしいもん食べれるで」と従姉妹のまいかちゃんはご機嫌だった。一緒にダイエーに行っておもちゃや文房具を買ってもらっても何一つ頭に残っていなかった。何も言えなかった。涙も出なかった。自分が醜くて臭くて汚れているという感覚だけがあった。そっと自分の顔に触れ、そっと自分の手を握った。もう誰にも所属していない感情と身体。そんな感覚が全身からわき上がって噴出した。私は皆が寝静まってから包丁を持って何度も何度も自分の足を切った。血が出ても痛みなんてない。そんなに欲しいのならもう身体だけでなく、命ごとどこかにやってほしかった。

死ぬ機会なんていくらでもあった。夜中にシャツ一枚で放り出され、夜でも大文字山に迷い込むことだってできたし、哲学の道から疏水に飛ぶこともできたし、自分で父の運転する自動車から飛び降りることだってできたのに。もっと早くそうすればよかった。なのにこんなところまで生きてきてしまった。また私はぼーっとしてあくびをした。どす黒い記憶を消して、なかったことにしたいと思ったが、鮮明に思い出し過ぎてできなかった。まるで今起こっているかのように。記憶が現実を圧倒していた。そのとき祖父がはめていた手袋とやすの手袋の触った感じがそっくりだったのだ。今までも目にしていたやすの手袋なのに、ぎゅっと握りしめただけでこんな記憶が鮮明に蘇るなんて……そんなこと本当にあるのか？　気のせいではないか？　黒い革の手袋なんて誰でも持ってるやん。おじいちゃんのことなんかほとんど憶えていないのにそんなことだけ憶えているなんて、なんかただの侵襲的で攻撃的なものすべてを引っくるめておじいちゃんに投影してはいないか？　私はそのとき思考、感覚、直感、感情というすべての精神活動を全開にして脳の奥の方に思いを巡らせて、目を無理やり開いて全部を感じようとしたが、「あの手袋を握った瞬間に身体中を一気に駆け巡ったあの強烈な嫌悪感と戦慄」はそうそう忘れられるものではなかった。

ちょっと待って、ちょっと待って、落ち着いて、落ち着いて……

だからタートルネックもマフラーも嫌いやったんか……

いや、結論は早まったらあかん……

これはでも誰にも相談の仕方がわからん。

登場人物の半分は他界し、半分はもう口もききたくない人たちばかりだ。

気持ち悪くなって何度も嘔吐した。胆汁まで全部。

身体を痛くなるほど洗い、髪の毛をむちゃくちゃに切り、壁に頭をゴンゴンと打ち続けた。

しかしこれは今すぐに自分の脳みそのどこのタンスにも入らなかった。

もう「なかったことにする箱」も小さい箱になっていたので、その大きな課題は入れられなかった。しばらく抱えてもっていても大丈夫なものか非常に迷った。

気持ち悪い、気持ち悪い。

汚い、汚い。

臭い、臭い。

殺してやる、おまえなんか大人になったら殺してやる。

殺してやる。殺してやる。

首の後ろから空想の中であのくそじじいに何度も包丁を刺していた幼き日の激烈なエネルギー。

知らない間に「あー」と大声でしばらく叫びながら、裸のまま太ももを包丁で何度も刺していたようだ。それから考えを止めることにした。血が流れ、眠くなった。

そのまま深い眠りについた。


三時間ほど経ってから私は目を開けた。夜九時だった。テレビではニュースが流れていた。私の頭は隙間だらけで、その隙間のどっちに自分がいるんだか、隙間が自分なんだか、もはや生きているのか死んでいるのか、わからなかった。そのときも独りだったから、確かめる術がなかった。いれもののような身体だけが勝手に動いて、血だらけの太ももと手を洗い、傷を適当に絆創《ばんそう》膏《こう》でくっつけた。血は細々と流れ続けていた。記憶というものが脳みその正しい位置に属さないまま、その後は「もやもやしているな。すっきりしないな。自分は汚らしくて、生きていてはいけない」という思考と感触だけを残すことになった。自分が何者でもないまま、また血だらけのベッドで子宮の中の赤ちゃんと同じ格好で眠った。翌朝目覚めても、昨日のことは憶えていなかった。自分に起きたことを無理やりこじつけて現実の大きさで考えるのをやめて、天体とかもっと大きなことに結びつけて自殺をくいとめていた。

これが自然なのかもなと思いたかったが、そう信じることのできるようなことで自己に所属しているを確実に言えるものを、私は中学、高校の時代のあのきらきらした記憶以外にはもっていなかった。しかしそれは確実に信頼できてこれからも生きていくことができることを知るのに値するものでもあった。真っ青な青空が基本であることを知っていて信じることができれば、雲はただ流れては消える感情のようなものだし、どんなに雨が降ってもいちいちネガティブに反応する必要もなくなり、大雨を楽しむことができる。毎日が晴れではうまく循環しないように。全員が四番バッターのスタメンであったとしてもそれが勝利を確約しないように、その移り変わりをただ客観的に観ることができれば、自分や他人の言動や感情にいちいち反応してそれを一日中こねくり回さなくても、見守っていられるようになるのだろうな。ずっと白黒の世界にいた私が、生きることのもやもやした部分をどうにかすぐさま解決しないで不安ながらも保留にできはじめたのもこの頃だ。結論を今すぐ自分の望む形で欲しいというスタンスで、よく二十四年も生きてきたなあ。過去の生身の気持ち悪さをなんとか「仕方なかった」もののように意識的に自分で遠ざけながら。そうするしかなかったのだから。とっとと忘れたかった。

また、子どもの自分に逆らうことができず、「被害者なんだから何をしてもいいでしょ！」と言いきかせてそれに甘んじ、これまでの自分の人生で傷つけてしまったたくさんの人々に心からわびて、ありがとうを言いたくなった。私、生かされているのやな。自殺したらあかんな。それはそうなんやけど、それと関係なしにおじいちゃんには怒りを覚えていいのと違うの？　と心の中で誰かと誰かが会話をしてうるさくてたまらなくなった。

おじいちゃんとのことをどう取り扱うかについては少し様子をみながらにしようと、とりあえず脇に置いておくことにした。自分だけで全面対決することは怖過ぎた。実際自分を殺してしまう可能性も十分にある。専門家と一緒でないと無理だ。でもこんなに「自分の中では本当」だとしても他人から見ると笑い飛ばされてしまうほど「自分自身でも願わくば否定したい真っ黒いこと」をはたしてどうやって説明したらいいのか、皆目見当がつかなかった。生死をかけてでも否認してきたことを、この心の状態を、どう説明することもできなかった。思い出したことに圧倒されて。

その後も、脳みその中ははっきりしないままだった。そして、明らかにこの頃から再び私は頻繁になくし物をするようになった。物忘れ、過去と現在の混同。子どものとき一時期あったように、買った覚えのないものがレシートと一緒に自宅にあるようなこともあった。一日寝ていたかと思うと一日ずっと起きているといった変な生活リズムになり、自分が制御できなくなっていた。意識の上では「おじいちゃんとのことを思い出して、その記憶の取り扱いに困っている」とわかってはいたが、言動が混乱し、記憶がごっそり抜け落ちることが多くなった。わかちゃんからも「昨日久しぶりに飲みに行ったやん。ほら！　国試前の打ち上げとか言うてさ」と言われても、まったく憶えていないこともあった。過食嘔吐してもそれさえ憶えておらず、起きてから散乱した食べ物の袋にびっくりするということもしばしばあった。

そんな自分だけ混乱した脳みそのまま国家試験を受けたが、結果は通っていた。ひとまずほっとした。どうしたらいいのか？　精神科を受診することは思いつかなかった。卒後の入局先は「やすがあまり忙しくなくて、人の身体に触れない科」と主張するので眼科にしたが、よく考えれば眼科は毎日のようにオペがあり、しかも作業は細かい。血も見るしオペ場にも清潔で入る。そしてなによりやすが望んだ職場なんて、別れてしまったら何の関係もないのだ。眼科には正直、なんの魅力も感じていなかった。だから入局先もあやふやなまま、国家試験が終わって卒業旅行にロンドンやパリに行って、超楽しいはずの「研修医という名の日雇い労働者の過酷な現実の前の最後のお祭り」もなんだかぼーっとしたものになってしまった。

24 研修医としての門出と医師としての挫折

二〇〇〇年　四月　二十五歳

そして研修医としての日々が始まった。今度は過去ではなく現実に忙しくなった。毎日オペ、閉所、暗所の毎日。当直、レンズ合わせ、毎朝の点滴……その年、眼科に入局したのが私ひとりだったため、普通はローテーションで回ってくる研修医の仕事が、全部私に回ってきた。過去と現在を行き来しながらこの仕事をこなすには私の器は小さ過ぎて、十月頃には抑うつ状態となり、とうとう出勤できなくなってしまった。

「あかんわ。このまま続けていたら危ない。私も周囲も。今は病院という場所で働くことのできるコンディションではない」と判断した私は、すぐに退職することを上司に願い出た。そして具体的にどうしようかとゆっくり考えることにした。よく考えてみれば、医者になる以外には何の選択肢ももうないと思っていたのだから、職業選択についても休みついでに少し考えてみようと思った。抑うつ状態のため、考えようにもエネルギーも枯渇して、思考は制止していた。精神科の受診も真剣に考えたが、結局、退職してしばらく休養してからスタートしよう、あまり先々のことまでは考えないようにしよう、今日一日だけ生きようと思った。それに自分でもびっくりするぐらい、少し考えると楽しいことでも疲労困憊《ひろうこんぱい》した。実家には帰りたくなかったので、憧れだった雑貨店のアルバイトをしながら、調理師の免許でもとろうかなあと思った。

大好きな雑貨屋で働いている最中は楽しいのだが、帰宅してからは気力がなく、不安な日々だった。不眠、毎朝「死にたい」と思うという状態に慣れてしまいつつあった。ただ、今は独りでいたくないからアルバイトをして人と接しよう、といったことは自分で決めることができるようになった。でも、またあの離人症がひどくなったりして、なんだか地面に足がついていないようにいつも感じていた。

私のように脳みそばかり偏って使っていると、身体の声はまったく聞こえなくなってしまう。実際、私は大学生のとき腎盂《じんう》腎炎《じんえん》になり、炎症反応が四十、発熱三十九度のときでも「なんか今日はしんどいなあ」くらいにしか考えておらず、たまたま同じ時期に内科医になった姉に背中を叩かれてむちゃくちゃ痛くて初めて病院に行き、診断が下り、抗生剤での点滴で回復したという既往があった。とにかく自分の身体の状態にあまりにも注意を向けないので、それも危険に感じて水泳を始めた。医者として再起するにしろ、ほかの職業につくにしろ、とにかく「自分の健康に責任をもつ」ことは必要最低限自分でやらなくてはならないことだとやっとわかったのだ。

うつ状態には波があるので、調子のいい日にだけ、自分の体調と相談しながら水泳に行きはじめた。離人や白昼夢にどっぷり浸かって過ごすこともまだあった。健忘も変わらず。幻想めいた思考も「またやってるな」と思いながらも、なかなか現実だけにいるというのは困難だった。ほんの少し過去に生きているような今だった。しかし、以前は「一日これだけやる」と決めたらその日の予定どおりに、自分の体調を騙してでも強迫的に続けないと気がすまず、さらに、できなかったら自分を責め立てて落ち込む、というかなり自分に厳しいパターンが基本的なスタンスだったが、「そのときのことは、そのときに考える」という「今」に覚醒していることが怖くなったという変化も、自分にとっては大きなことだった。天気がどうあれ、そのことで気分が左右されることも減った。今の自分であれば「変わることは負けること」みたいな図式を「変わることは受け入れることであり、勝ち負けではない」となめらかに考えることが自然とできるようになった。とにかく人生に対して随分気楽になったのだ。

私は少しずついろいろなリズムを取り戻せるようになった。好きだったことを、きちんとしたタイミングでやれば、こんなにも効果があるものなのだと実感した。水の中で体を思いっきり伸ばして、すいすいと泳ぐと、つるつると水が皮膚をすべって気持ちよかった。インストラクターのお兄さんとも少しずつ話をするようになり、顔を合わす機会が増え、目が合い、お互いを認識し、そういう過程をきちんと感じて、その普通の出会いが、ただうれしくもあった。

「速いよね。前からやってたん？」

「陸を歩くよりずっと速いから、おまえは水の中で暮らせって言われてたから」

そんななんでもない会話がとても気楽で楽しかった。

彼はケンタという名前で、近くの大学の院生でアルバイトとしてそこのスイミングスクールのインストラクターをしているらしい。いかにも健康そうで、物怖じせず、でも押し付けがましくもなく、すうっと心の中に心地よく入ってくるタイプの笑顔をしていた。そして、私がただの自分の人生の背景としてではなく、人として感じとれた久々の人だった。涙が出そうなくらい、忘れかけていた感覚。誰かと一緒にいて楽しいと思ったのなんて何年ぶりだろう。そうして水泳に行くのが健康的な楽しみになり、注意の方向性が食べ物のことばかりでなくなってきていた。

そんなある日のことだった。ケンタはいつもプールサイドにいて監視をしているので、私は彼が実際に泳いでいるのを見たことがなかった。その日なぜかどうしても見なくてはと思って、頼んでみた。とても大事なことだ。なぜそう思ったのかはわからない。

ケンタは「いいよ」と気軽に引き受けてくれた。人が聞いたら大袈裟に思えるかもしれないが、次の場面を私はずっと忘れないと思う。

すぐに別の人に代わりを頼んで、にこにことこっちを見ながら準備体操をすると、一気にプールに飛び込んだ。まるでイルカのように、なめらかに、完璧に、ぐんぐんと前に進む。水と一体化したみたいに、溶け合って、遊んでいるみたいだ。あっという間に二十五メートルを泳ぎ、ターンする。今度はどんどんと近づいてくる。最後にばさっと顔を上げ、照れたように笑った。

「あーあ、気持ちよかった」

ほんの何十秒間かのことだったけれど、私にはスローモーションのように感じた。じっと目を凝らしてケンタを見ていた。瞬きしたくない。動けなかった。

今すごく大事なものをもらった。私にとっては圧倒的な光。今確かに生きていることが大袈裟でなくわかって怖かった。ケンタは普通に泳いだだけだったけれど、惜しみなく自然にのびのびと才能を発揮しているように思えた。

「すごいねえー。めっちゃ速い。いいもん見た。ありがとう。本当に」

人に本気で感謝したことのほとんどない私だったが、いっぺんに押し寄せてきた圧倒的な感覚に包まれながら、本気でそう言った。心を込めて。

「大袈裟やなあ。でも、今度はまほこが陸の上で歩いているのを見せてもらわないと」とまたにっこりと笑った。初めて名前で呼ばれてどきっとした。太陽みたいな橙色《だいだいいろ》の温かな笑顔。私も笑顔になった。

こうして少しずつ距離が縮まっていく。お互いのことを知っていく。そういうといおしい、ゆっくりとした時間の流れがそこにはあった。本当にうれしかった。

もちろん、これからどうなるかなんてわからない。もしケンタと過ごすようになっても、またきっといろんなことがある。喧嘩もするだろうし、今は見えない欠点もたくさんあって、失望もするかもしれない。うまくいけば結婚するかもしれないけれど、子どもができなくて離婚するかもしれないし、実はものすごいお姑さんで、いじめられるかもしれない。わからない。ここまで一気に考えて、すでに想像の中でケンタが彼氏になっている設定なのが笑えた。その思考パターン、空想傾向自体、やっぱり昔の心の癖は抜けないなと、自分の病気のことを自分で笑えるところまでは回復してきたのだなと思った。

何に対してでも、私の方も前とは違うふうにできるかもしれない。希望のようなもの。いいふうにしたい、大切にしたい。誰かに対してそう思えるようになった自分が、なんとなくハイな感じではなくしっとりと落ち着いた感じでうれしかった。食べ吐きもしてもいいけれど、いらなくなったらいいな。別にわかってくれなくても、ケンタにはいつか話せるといいな。そういう工夫をしていこう。可愛らしい小さな人間としての楽しみだった。

また新しくスタートできる。いつまでもここにはいられない。そういうふうになっているのだ。力の使い方とタイミングさえ間違えなければそういう優秀な仕組みになっている。人間ってすごいなあと思った。

それからは両親とも少し連絡をとるようになった。あのものすごい剣幕で怒りを爆発させたお正月からずいぶん時間がたっていたが、腫れ物に触るような話し方で、私は思わず苦笑いしてしまった。この人たちも年をとったなあと思った。彼らを変えようとはもう思わないけれど、同情もしない。子どもたちにやったことはどんな理由があっても許されないことだ。それは今でもそう思う。でももう終わったこと。私はもうそこにいる必要がなくなった。調理師学校へ行くことについては両親からＯＫが出て、資金援助もすると言われた。あとから「あのとき行かせてやったのに」とか恩着せがましい援助ならいらないと私は言ったが、父はともかく母は「了解」してくれた。この人たちやっぱり少し変わったのかもしれないな。もう父にも母にも自分の楽しいと思っていることをしてほしかった。自分のしたいことをするのは周囲との協調ができていればＯＫなのだ。責任をもつ覚悟はいるが、両親はいつも真面目過ぎて「遊ぶことは悪いこと」というパターンに陥ってあまりにも楽しそうでないので、もう親は親で自由に自分たちの楽しいことをしてほしいと子ども側は心から願っていた。

水泳に行き始めて、ケンタだけでなく知らないおばちゃんとかおじちゃんとも話すようになった。人と話すのは以前と違い、うれしくて、新しい人への接し方、やり方を知って、不安定だけれどおもしろいからやってみようという気楽さで人間関係を作ることができるようになってきており、その分のストレスは格段に減った。なにより自分の欲求を感じて、言葉にして人と話し合いができること、「ノーサンキュ」が言えるようになったのは大きな変化だった。子どものように。みんなはこういう世界にいたのかと改めて思った。私の中で少しずつ変化が起きて、積み重なって、いいふうになっていくように思えたが、まだ時々それが感じられるというぐらいの小さなものだった。ちょっとずつ出てきた私。もう心ないやり方をしてはいけない。大切にしてあげなくては。今度こそ。

この頃に、なぜか子どもの頃住んでいた京都の東山によく一人で足を運んだ。何が目的というわけでもないが、行かなくてはという気持ちで、休みの日には飽きもせずにぶらぶらと出かけた。ここ数年、あまりにも現実感の薄い生活になっていたので、自分がどこからきたのか、どうやってここまできたのかがわからなくて不安で、自分のルーツを確かめたかったのかもしれない。行くまでは何かが失われていそうな怖い感じがするのだが、実際にその場所に行って、今は別の人が住んでいる、かつては地獄だった家を眺めたり、公園の楠《くすのき》を触ったり、神社でぼんやりしたりしていると、自分の魂がちゃんと戻ってくるような気持ちになってとても落ち着いた。

大丈夫。私はかつてここにいて、そうして今もここにいる。ちゃんとつながっている。だから、これからもやっていける。大丈夫。

そういうことを繰り返し確かめるように何度もそこを訪れた。

このくらい回復してきていても、朝方のうつ状態も過食嘔吐も完全にとれることはなかった。さらに新しいことが憶えられず、独り部屋にいると自分が遠い感じになり、今が何歳で、何年かもわからなくなり、一日の記憶がごっそり抜ける、寝て起きたら今初めて生まれたような気分になる、会ったことのある人がわからない、自分の買った覚えのないものが自宅にあるといった症状も続いていた。自分の中から急にどす黒いものが出てきて、異様に自分が汚らわしいもののように思え、一日に何回もシャワーを浴びることがあった。自分がもともとネガティブな思考の持ち主なのかもしれなかったし、これらのほとんどが解離に基づく症状なのかなと思いつつ、でも子どもの頃から慣れ親しんできた状態でもあったので、その症状のひどさや重要性ははっきりしなかった。ケンタといると楽し過ぎて丸一日、没頭してその日の記憶がないだけなのか、会ったときたまたまその日に飲み過ぎたせいなのか、よくわからなかった。

今思うとこの状態でよく日常生活が送れたものだなと思う。正常という幅のある領域のはじっこにいるのか、なんとでも言える気もして「元の自分」というのはよくわからなかった。とにかくその症状で周囲に迷惑をかけていないかどうかだけがいつも心配だった。それを物理的に言えばさまざまな脳内ホルモンの状態やら海馬の萎縮やらになるのだろうし、精神的なことで言えば解離性障害、摂食障害、自己同一性障害、離人症などになるのだろうと今ではわかっても、現実に症状を体験している本人からすれば、毎日はまったくつながらず、鏡を見ても自分の顔だと実感できず、ひたすら縮こまっていることしかできなかった。ほかにしようがなかったのだ。なんといっても自分から主体性をもって生きるということを始めて一年も経っていないのだから、心からの世界の見え方は赤ちゃんのようだった。主観的というよりはまだ世界が自分を観ているという気分だ。

例えば山や電車や包丁や、普段目にしているほとんどのことが全部自分に差し迫ってくるようで、異様に大きく思えた。つまり山から観られ、電車から観られ、包丁から観られているという具合に。だから自分も大きくなったり小さくなったり、訳がわかったり全くわからなかったりした。「不思議の国のアリス」の世界のように現実を生きていたのだと思う。しかしわかってはいても、統合されるまで時間があまりにも長くなるような気がして、その途中に死んでしまう可能性もあるということが、私は一番そのときは怖かった。「いつか死んでしまうけれどそれがいつなのかは知らされてはいない」という事実を知っていながら生きている人間だからこそ、やっぱり「生きている意味を自分自身で知りたい」と、つまりは「自分を知りたい」と願うのは、時代が変わってもずっと同じなのだろうなと思う。

「どうか山頂からの景色を見ることができますように。途中で死にませんように」と思うのが普通なのだ。私みたいに毎日「死にたい」と思うのは「自分が自分としてありのまま生きたことがないから」こそなのだろう。つまりこの手の「死にたい」は、それは本当は「自分として生きたい」という叫びなのだと思う。

25 再統合への道

二〇〇一年　六月　二十六歳

そしてケンタとは、プールだけでなく陸上でも一緒に遊ぶようになった。ケンタはさりげなく道に落ちているゴミを拾ってゴミ箱に捨てたり、歩道のないところで私が車道側を歩いているとさりげなく自分が代わって車道側に歩いてくれるようなタイプだった。植物が好きで、花屋にいるとケンタのテンションがあがり、普段はあまりたくさんは話さず比較的静かながら、しっかり関西人の「ボケとツッコミ」は要領を得ていたので、そのギャップもおもしろかった。やすとの凍りついたような八年間を経て初めて今がある。失うことは新たな始まりでもあるのだな、出会いと別れも生きていることに組み込まれた普通のことのうちの一つのことなんだなと実感した。ケンタとの距離を少しずつ少しずつ縮めながらも侵入的にならないよう、お互いの動きやすい陽だまりのような空間を私は保っていた。お互いの家にお泊まりして、手をつないで散歩したり、映画を観たりした。人生初の、人と一緒にいる安心感。普通であることに心を開いていくことができるようになっていた。ケンタは私の物忘れも、時々黙りっぱなしになる隔絶も、ぼーっとしているときの離人も、私の個性のように思っていたのか、特段気にかけていないようだった。自分でも取り扱いに困っていたこの状態に対して、一度ケンタに聞いてみたことがあった。

「私って物忘れも多いし、気がついたらぼーっとしてたりするやん。ケンタから観て、変な人みたいじゃない？」

聞くこと自体にものすごく勇気が必要だったが、返ってきた答えは予想外のことだった。

「あー確かにあるなあ。でもまあ、まほこの忘れてることは俺が憶えてたらそんでいいし、ぼんやりしているとき眉間に皺がよったまほこの真剣みのある横顔とか、体育座りしている様子とか、ほっぺたのシャープな角度とか、がさがさの手をぎゅうっと握ってて動かないさまとか、結構好きやねん。ぼんやりどっか脳みそは旅しているんやろうけど、その様子に癒やされてる、俺。甘えるのも下手やけど、もうちょっと俺のこと信用して甘えてくれてもええかなと思うなあ。過去に何があってもそれを聞かされても、ドン引きもしないと思う。その過去あっての今のまほこやから。そのぐらいに好きやねん。あっ、こんなとこで愛の告白をしてもうた。あー。言うときはもっと小洒落《こじゃれ》たトラットリアとかにしよう思てたのに。せや、暇とお金できたら俺らが好きなイタリア行こな。まずはシチリアからやー。なーんか楽しみ」

「……天国かここは……」

こんな私に対しての呑気さ、深刻さのなさ、お互いのイタリア好きから楽しい未来を創り出していこうとしているところ。私は泣いてしまった。三角座りのまま泣く私に「おっ、シチリアそんなに楽しみかー」とケンタはぎゅうっと抱きしめてキスをした。

「私生きててもええんかな?」

私が心から聞きたくて誰にも聞くことができなかったたった一つの大切な疑問。

「おまえアホやなあ。何言うてんねん。ええも悪いも、おまえ、もうそこにおるやないか。まほこはまほこでいいねん」

「なんでええの?」

「なんでって……おったら可愛いからとちゃうか? ああ、あかんあかん。褒め過ぎた。はは」とまた泣きそうなことを言ってくるケンタに「ありがとう」と何度も小さくつぶやいた。それから「私、何をしていけばいいんやろ? 治るんかな?」と聞いた。

「うーん、俺は医学のことがわからんけど、まほこがずーっと心を傷つけられて生きてきたのやったら、そういう人によりそって生きるのが自分も癒やされるのとちがうかな？　なんか生きたらあかんみたいに思ってる人、時々いるし。全世界の不幸を独りで背負ってる感じの人。そういう人の受け皿が得意分野なんとちがうか？」とケンタは答えた。

「精神科医かな……でも注射とかできひんねん」

「ストライクゾーンのものすごく小さい人は奥行きが深いからどこかにそういう居場所あると思うで、意外と。まほこは自分の得意分野を言われてもそれを否定するやん。でも、そういうのが過去のトラウマからくるもんやったら、すごく損してるで。褒められても否定されたら褒めた方も傷つくから。ありがとうって受け取ったらいいねん。もう今までと同じ道を通る必要ないやん。俺と一緒におるやん。もう独りやないやん」とケンタは続けた。

ケンタは優しい。地面にきちんと足をつけた優しさだ。自分だけで頑張らずに、わからないことは頼ってみてもいいんかな。そんな私、許されるんかな。今までと違う思考回路ができるんかな。変わっていく自分を許して、過去をもう手から離してもいいんかな。甘えてしまったらどうなるのやろ？　緩んでしまったらどうなるのやろ？　でも自分を開くことができず、最後にはどろどろになったやすとのことを思うと、今度は少なくともケンタの前ではありのままでいられるようにしたい。太っていても痩せていても。これからのことを考えると絶望しかなかったここ何年かを思うと、希望をもっている今の自分が不思議でどきどきしてしまった。

ケンタとおしゃべりしていると、宝物がたくさんあるみたいな気分になる。本当は一つの宝物だけれど、それを見つめながら角度や明度を変えたり、手で触れたりしながら感覚の全部を開いてみると、ぴかぴかし過ぎてたくさんあるみたいに思える。「ああ……自分が生きたいことを理解してしまった……生きていたい、まだ。わかってしまったらもういい。もういいねん。自分に嘘はつかれへん。もう次に行く」

わかってしまったら、もう大量の食べ物にも「ありがとう」「さようなら」を言わなくてはならなかった。自分で初めてお世話になった大量の食べ物たちに心の中で別れを告げた。

「今までありがとう。もう行くわ。でもあなたたちのくれたもの、忘れへん。これからは私の分量の食べ物の領域の中で会おうな。バイバイ」

もういいんやから。もういいねん。

バイバイ。これから私にどんなことがあっても、あなたたちのこと、忘れない。

さて、これからのことを考えよう。自立にはまず衣食住の確保だな。今の雑貨屋さんの仕事も好きやしなあ。それともお医者さんかあ。お母さんとお父さんのおかげでなんかあんまりいいイメージないねんなあ。でも同じでもケンタがお医者さんというと、なんだかいい響きだなあ。とにかく生きるんやったら、もうそろそろ自分の生きるエネルギーを循環させて、自分なりの取り扱い方法を決めなあかん。地面に足つける時や。いやいや、ほんまどうしよかな？　決めて行動せなあかんってむっちゃ下手くそな分野やんか……でも生きるってそういうことなんやな。自分の大きさの責任はもう引き受けなあかん。ああ……お医者さんかあ。オペ室も注射もあかんもんなあ。なんか自分にも医師としてできることあるんやろか？　……いやいや自分が精神科医になりたいこと、もう自分でわかってる。わかってしもたらあとは自分が決めて行動するかどうかだけや。人の網膜には映らない心の背後にあるエネルギーパターンを見立て、本人にエネルギーを還元し循環を図り、調整する職業や。繊細なバランスがいるわ。がさつな私にできるやろか？　今まで無意識に避けてきた分野で？　でも近道はないからゆっくり一歩ずつ自分の大きさでいこう。どんなに頑張っても他人にはなられへんねんから。私の居場所が今度こそ見つかるかもしれん。いや見つかるではなくて見つけよう。創っていこう。やりながら考えよう。まず一歩踏み出そう。無理やりではなく私らしく前を向こう。

私は前向きに自分に向かって心の中で宣言した。

私は人生でたった数回しかなかったこの機会を、やっと自分自身の手を自ら伸ばし捕まえた。

やっと捕まえた。それから安心して主体的に悩み、安心して主体的に選び、安心して主体的に決めるというあの感じを思い出し、その触感や香りを久しぶりに満喫した。私の捕まえたこの私。もう一緒に行くから。「ああ、せやせや、こういう味わいやったな。バレーボールするとか決めたときも。不安と楽しみとのドキドキする感じってよく似てるけど、ほんまは違うもんなんやなあ。紙一重や」

そして私は医学の道で再スタートをきった。

「もう生きるのやめる?」「いや、生きるとも」

こうして私は三十歳前に、やっと自分自身のスタート地点に立ったことになる。数えきれないほどの恐怖症も受けた傷も十分に癒えたとは言いがたいが、気づくことはできるようになりつつあった。過去を生きた時間はやっと今に戻りつつある。楽しみなような面倒くさいような変な気分だった。だけど今度は逃げないで見つめたい。どの景色も否認しないで味わいたい。いいことも嫌なことも何気ないことも、全部が生きていることの体験で、自分の気づきの光を強くそして大きくしてくれるものだからだ。その虹のような自分の光が、毎日万華鏡のように色を変えながらきらきら煌めくのを、今度は大事にそして気楽に見守りたいと思った。そしてその回復の過程を誰かに見守っていてほしい、誰かと一緒に歩みたい。今度は大事にしたい。自分にも他人にも。

過食嘔吐が激しかったとき、世界はただの背景だった。晴れていても、雨でも、夏でも冬でも、花が咲いていても、周りの人が話しかけてくれていても、自分とは何の関係もない、ただの景色だった。心に何も入ってこなかった。誰も信じなかったし、協力したり、共感したりなんて考えもつかなかった。ずっと独りだけの世界。でもずっとそこにいたら、それさえもわからない。気がつけば変な形で何かに依存していたり、不健康にやり続けたりしてしまう。自我は傷つきやすく、自分で生きるどころでなく、自分の人生に参加してさえいなかったのだから。

私はずっと自分だけが頑張ってきたつもりでいたけれど、そうじゃない。私に関わってくれたたくさんの人々。そしてもっと温かくて大きな、目に見えない力に支えてもらっていたことが今ならわかる。入道雲が広がった青空、豊かに実った稲穂、舞い散る桜、見上げたときの太陽の光、友達の笑顔、蟬の鳴き声、吉本新喜劇、牛若丸、嵐、浪費できたお金、タロットカード、夢、食べ吐きしてもなんとかもってくれた身体。意識できないもっとあり過ぎるほどたくさんの色んなものや色んなことがあって、なんとか奇跡的に自分がここにいるのだ。そのことに今は本当に感謝したいと思った。生きてきてよかった。死ななくてよかった。本当に。ありがとう。母は「あんたは運が悪かっただけ」と言ったが、私は今では本当は「ものすごく運が良かっただけ」であることを知っている。ここにきてこんな絶景が見られるなんて「運がいい」としかいいようがない。

これが「私」の物語だ。これが「私」の現実だ。そして「私」にとって生きている意味は「創造」と「気づき」の明滅するようなものだと今は思う。しかしこの言葉にまた縛られないよう「私」はそれと適度に距離を置きながら、お互いが十分に機能できるところで今を重ねている。「私」と関わってくれるすべてに感謝し、自分という個体が生きていく上で何が必要なのかをシンプルに選びながら。

迷っても帰るところがあればまた旅に出ることができる。

すべての人が違うのだから、必要なものは何かとか、生きている意味は何かとかも、それぞれに違う。

そこには言葉での説明以上のすばらしさがある。

またその時々の段階で変わる。

それでいい。

それでいいのだ。

それでいいと「自分で宣言する」のだ。

決めてやってみてから違うなと感じるという経験をしたならば、その経験に対して自分の分の責任をとってから、また次を感じて考え選びなおせばいい。

自分の物語は自分で作るのだ。「人間という定め」「生と死」「時間と空間」という構造化された枠の中で。

そして初めて自分を全体の一部として人生を経験できるようになる。経験が、怖いだけのことではなくなり、唯一の自分という人間として笑ったり泣いたり怒ったり悲しんだりできるようになる。

「普通の人々が普通に毎日やっていること」それはなんてすばらしい現実だろう。健常な人々が、外傷をもつ人々が、自らの背後にあるものを「good enough」に体験し信頼することができる能力をもってこの同じ空の下で生活しているとは、なんと美しくなんと残酷なことだろう。

私がそれに参加できるなんて夢のようだった。

こうしてこれからも生きていく。変わりながら続いていくものをみんなと分かち合い、つなぎながら。自分から笑えるようになっていく。普通の日々が豊かにハワイの海のようにたくさんのことを教えてくれる。後は信じるしかない。

手のひらを見てみる。たくさんの皺。そうだ、今私は確かにここに生きている。それをとてもとてもありがたいことだと感じることのできる自分がいる。

ああ、そういえば中学校のバレー部の横断幕にはこう書いてあったな。

「人生のうちで今は今しかない」と。

解説

第1章　複雑性ＰＴＳＤについて

冒頭でも述べたように、この物語は十年以上も前の私自身の個人史のほんのごく一部である。当時は私自身の状態を、病名としては「摂食障害」であり、これさえなくなれば治癒するものと勝手に自己判断していた。しかし医学を学び、隠れて食べ物を食べたり吐いたりしている中で二十代後半にもなると、幼い頃、家庭という密室の中で起こっていた数々の出来事が「普通のことではない」ということや、自分の家庭環境と摂食障害に関連性があることを理解し始めた（逆にいうとそれまで私は自分の生育歴を至極普通だと疑いもしなかった）。よって精神科医になってからは、慢性的な虐待についての症状を自分の中に焦点を当てつつ病院での診療に当たっていた。そして、「複雑性ＰＴＳＤ」という以下のような概念を知ったとき、この内容に私は心から驚いた。それまで摂食障害だけだったはずの「まほこ」の症状そのものが、精神疾患の概念として的確に記されていたからだ。

そこで、まずはじめに、解離および、解離と心的外傷の関連、近年提唱され始めた構造的解離という概念について簡潔に述べる。

1　解離と心的外傷について

解離という言葉は、精神科の臨床においては、意識、感覚、知覚、記憶、思考、同一性といった、健常人ならば普段考えもしない当たり前のこと、つまり「私は私である」という通常は統合されている「私」という全体性が破綻することを指している。とりわけ心的外傷を受けたとき、つまり圧倒されるような衝撃的な肉体的、精神的ショックを受けたことで、過覚醒（フラッシュバック）や狭窄（恐怖のあまり麻痺したように動けなくなってしまう）、侵入（現在の日常生活の中に過去の外傷記憶がまざまざと蘇ってくる）といった心的外傷後ストレス障害（posttraumatic stress disorders：ＰＴＳＤ）の症状が生ずる。これらの症状は被外傷体験者自身にも自覚され、他者に語ることができるものである。一方、解離という健忘や現実感の喪失、遁走（予期せぬ放浪）といった症状は、他者に語ることができないことが多く、治療者側から解離という状態を意識して尋ねない限りはあまり語られることはない。しかし私としては、解離の症状は、ＰＴＳＤの中核をなすものであると同時に、背後にあるものになっていると考えている。

2　単純性ＰＴＳＤと複雑性ＰＴＳＤについて

現在のところ、単純性ＰＴＳＤは事故や災害など一度きりの外傷体験を指す。一方、複雑性ＰＴＳＤとは「まほこ」のように児童性的虐待、家庭内暴力、ネグレクトなど長期反復的な心的外傷体験による心身の広範囲にわたる障害を示す。複雑性ＰＴＳＤは、実際には、外的に表出される症状はうつ、不安、パニック、摂食障害、自傷行為、アルコール依存、薬物依存といったものが多いが、これらの症状が幼少時の外傷体験と直接的な因果関係があると証明するのは、本人にも治療者にも非常に困難であることが多い。その患者さんの内界では、長期間にわたって本人の心を守って、生き延びさせてくれる防衛膜として培われてきた解離が存在する（実体験からは、解離は防衛壁というよりは膜のようなものに感じていた）。

複雑性ＰＴＳＤという概念についての詳細は『心的外傷と回復』（みすず書房）にわかりやすく示されており、成書をご参照いただければと思う。

3　スティグマと主体性について

この概念を踏まえた上で、私の被虐待体験、および精神科医としての臨床経験から感じてきたことがある。それは複雑性ＰＴＳＤの患者さんは、物心のつく年齢になったときには、繰り返される虐待と、ありのまま生きることへの諦めが、すでに心の中心を占め、いくつかのスティグマ（ネガティブさの刻印のようなもの）が生来の自分の持ち物として無意識に内在化され、そのスティグマという土壌に心の根を張ることとなるように思えてならなかった。その土壌の要素としては「自分が自分であることへの罪悪感」が最も多くを占める。治療に際しては、まずは安全な土壌を作り直さなくてはならない。しかし、どれだけ悲惨なところにいるとわかっていても症状を生まれつきのものと思い込み、結局そこから抜けることを本人が自ら断念する場合もある。スティグマは、本人にとっては、完全に心に染みついてしまって、言語化不可能なことも多く、違和感をあまり感じない。

彼らは、自分の価値も、命も、その意味合いがわからないまま、いとも簡単になげうってしまうこともある。

具体的にはそのスティグマは以下のようなものである。

1 私は現実に存在してはならない。恥だ。
2 私がすることはすべてを不幸にする。存在が迷惑で罪悪だ。
3 誰も私のことを対等な人間だとは思わない。
4 私のために楽しむことは罪である。
5 私が主体的に行うすべての言動を禁止されている。またはでたらめに禁止されている。
6 私が心身を通して認知可能なシステムはすべて硬直している。
7 私は常に完全にいい人でなければ存在が許されない。
8 私の身に起きていることはすべて秘密であり、外部にもちだしてはならない。
9 私にはちょうどいいという領域はなく、何事も極端に不足または過剰である。
10 人はどんなにひどい環境にあっても、私を絶対に助けてはくれない。

これらを両親にすり込まれ、内在化されても「生まれつきの自分の性格」と思い、家庭という密室で起こる嫌なことは、全部自分のせいだと思い込んでいることすらある。自分の両親が愛するに値しない人間だと気づくよりは、すべてを自分のせいにして自分を責める方が、子どもとしてはずっと楽だ。自分の家族の在り方を健常だと思い込んだまま成長し、やがては学校、ひいては社会に出ていくことになる。つまり、このようなスティグマを幼い頃に植え付けられ、普通のように生きていくには、解離を用いざるを得ないとも言えるのではなかろうか。個人的には、これらのスティグマが、複雑性PTSDにより生じた不可逆的な神経生物学的変化を言葉にしたものに非常に近いと感じている。

例えば、上記の物語の中でも「まほこ」は一度も病院に行ってはいない。そもそも「医者にかかる」「病院に行く」ということ自体思いつかなかったが、それは「精神科にかかることに抵抗があった」ためではない。血だまりに倒れていたことを発見したときでさえ「病院に行く」ことには消極的であり、結局行かなかった。よって、その血だまりが何だったのか？　今となっては流産かどうかさえわからないままである。「確かめる」ことも禁じられているため、血だまりをなかったことのように拭い去って、現実をねじ曲げてから記憶することが習慣になっていた。慢性の心的外傷を負っているものとしては、自分から働きかけるよりはじっと黙ったり、何もしないという選択肢をとり、できるだけ自分に起きたネガティブなことを隠し、他人との関わりを避ける方がずっと楽である。つまり「まほこ」にとっては「事実を確かめるために病院に行く」という実に現実的な行動をとるよりは、自分の中で記憶や事実、痛みを否認し、自らを変容させる方がずっと楽でずっと慣れ親しんできたことだった。わかりやすく言うと、「自分が我慢すればそれで丸く収まるのだったらその方がいい」という考えである。実際に当時の私は「私が受診したら病院に迷惑がかかる」と本気で思っていた。その言動は「主体的に病院に行く」ということに対して「主体的に病院に行かない」というものでさえなかった。

では、ここで「主体性」というものについて触れてみよう。この言葉は、本書に何度も出てくる言葉である。それほどに人間の全体性と統合性、自立にとっては、「主体性」は重要である、と私は考えている。「主体性」と「意思の力」いうことが人間として生きていく上でいかに大きく、また回復の過程で必要になってくるキーワードであるかということをまずここで強調しておきたい。そして主体的な言動というものは自我なくしては成立しない。それと同時に外傷関連疾患の患者さんに「主体性」と伝えた場合に言葉の上ではなんとなく理解していても、現実での主体的経験があまりにも乏しく、その言葉そのものによって本人の言動を変えることは、困難なことがほとんどであるということも認識いただければと思う。前述したスティグマを土壌としている限り、主体性の獲得は不可能に近い。実際「まほこ」には、主体性のかけらもなかった。なかったことも知らなかった。

複雑性ＰＴＳＤの症状は、一貫性のある自分としての主体性の獲得の失敗であり、その最大の悲惨さは「現実に存在する自分をどこまでも自分として感じられないこと」にあるとサバイバーの一人として私は思う。そして複雑性ＰＴＳＤの患者さんが一番恐れるものは、何の変哲もない日常生活であり、そこに見え隠れするこれらのスティグマなのである。なぜなら、「まほこ」を含め、外傷関連疾患の人々の多くは、逆境に強く、順境に弱いように感じる。幸せに過ごすということ自体がスティグマという掟に反することである。心落ち着いて過ごそうとすると、「主体性をもって生きる」という掟破りは許されるのか？　と心がざわざわと騒ぎ始めるのだ。これは過去の心的外傷の再来を告げるものであり、本人にとっては、非常に怖い状態である。現実的に過剰にストレスがかかった状態以外に、幸せに過ごそうとしているときに解離性の幻聴がひどくなるのはそのためである。

第2章　構造的解離

1　構造的解離と外傷関連疾患

「解離」は、本人にとっても他者にとっても理解することが困難なものである。しかし、外傷関連疾患の多彩な症状の中で中核となるものは、やはり「解離」である。

本書は『構造的解離：慢性外傷の理解と治療　上巻（基本概念編）』（星和書店）の中で提案されている理念を中心に据えているが、日本と海外の文化や民族性の違いを考慮すると、『解離の構造』という柴山雅俊先生の書かれた本が日本人としてはわかりやすいかもしれない。

ここで、まずは、構造的解離という提案の中で使用されている言葉の説明と、その言葉と照らし合わせて、解離を防衛膜として成長してきた「まほこ」が、実際にどのような精神活動をしていると感じていたのかを簡潔に説明していきたいと思う。また、心に留めていただきたいのは「構造的解離」という「言葉」が先にあったのではなく、外傷関連疾患の患者さんたちの症状が、徐々に言語化され、それらの膨大な集積からあるパターンが見出された結果、名づけられたものである、ということである。つまり、解離に健忘が伴う限り、自分の過去について患者さんが語ることはどうしても「後づけ」になる。しかし、治療上、重要なことは実際に生じた外傷について正確に知ることではなく、その患者さんの症状が外傷的であることを表していることを見極め、ともに治癒に向けた具体的方向性を創っていくことである。

さて、ここでまず「構造的解離」に示されている構造的解離の基本的な形態の記述に注目したい。それは、あたかも正常に見える人格（部分）ＡＮＰ（Apparently

Normal Personality）と、いわゆる情緒的人格（部分）EP（Emortional Personality）との共存および交代現象であるとされている。そしてANPとしてのサバイバーは、正常な生活を続けようと努力することに固着している。一方でEPとしてのサバイバーは外傷を受けたときに活性化された活動システム（例えば防衛、性的活動など）あるいはサブシステム（例えば過覚醒、逃走、闘争、凍り付きを含む）に固着している。ANPとEPは極度に硬直し、互いにとじられた関係にある。それは解離というものが「まほこ」にとって防衛膜であったイメージと重なり合うものがある。例えば、上記の物語の中では、「まほこ」がANPに相当し、「まさき」が主なEPに相当する。お互いに声は聞こえて話すことはできるものの、決して触れることはできない。先ほども触れたが、解離は防衛「壁」というよりは「水のように反射し鏡のように揺れ動く膜」というのが私の実感である。

では『構造的解離：慢性外傷の理解と治療　上巻（基本概念編）』のイントロダクションを引用しつつ、「まほこ」の症状と照らし合わせて構造的解離に関して改めて検討してみる。（括弧内は参照ページを示す）

1　心的水準（p.14）

人がある瞬間に到達しうる活動傾向の最高のレベルを示す。これは、「変化に柔軟に対応し、今ここに集中して機能することができる力」とも言える。「まほこ」の場合、心的エネルギーはもともと少ない上、外見からはわからないEPとのやりとりで消耗し、さらに現実世界での些細な出来事に対して、非常にぶれやすいため、今ここにいることはほとんどなく、いつも上の空だった。また、20代の摂食障害のときには、身体的エネルギーをも徐々に枯渇していった。よって心的エネルギー、身体的エネルギーの範囲を超える、現実的出来事に対しては、必要に応じANPを大きくし、解離の膜を大きくして対応することがさらに増えていき、日常生活は一見安定して見られるものの、逆に健忘、意識朦朧、離人感は著明となった。

2　心的効率（p.14）

ある瞬間に用いることができる心的エネルギーがいかなるものであれ、そのエネルギーを効率よく焦点化したり、使用したりする能力。「まほこ」は普段から空想の中で生きていることが多かったため、現実的には注意力散漫であった。一方何か外部に興味深いことがあると、現実的状況においては不適切にもかかわらず、その興味の対象に没入していった。つまり、少ないエネルギーでさえも効率よく、バランスよく利用することはほぼ不可能であった。

３　サバイバー（p.15）

虐待を乗り越えて生き残った人。生き残りはしたものの、ＡＮＰとしての生活は脆く、その心的エネルギーも極端に少ないため、外傷記憶や外的刺激の侵入をより受けやすい。なんらかのきっかけで呼び起こされた、過去の恐ろしい記憶により、現在の感情や肉体を消耗することになる。衝動や感情のコントロールができず人間関係に大きな支障を来していることが多い。

サバイバーであった「まほこ」は愛着対象の「やす」の喪失をきっかけに低次の代用活動である摂食障害を発症したのだが、その後の人間関係は、解離を防衛膜とてして表面的で、薄っぺらいものとなった。「まほこ」も自らの感情をケアし、コントロールすることの健康的スキルをほとんど全くといっていいほどもっていなかった。他人と境界線のある自身の感情をもつことなど、スティグマの奴隷のようになっていたため許されていなかった。自らの心の傷の深さと自我の脆弱性、スティグマなどをある程度距離をもって客観視できるようになり、かつての自身の詳細を理解することができるようになった、比較的統合されたサバイバーであってもストレス過剰になると、これらの疾患に罹患したことのない人々からは、体験的には理解できない「底知れない空虚さと孤独感、寒さの中に独り呆然と立ち尽くし、言葉にできない、汚く、どす黒いドロドロしたものに自分が占領されていく、自分が侵略されてなくなっていくという恐怖と不安の感覚」が今の日常生活に侵入し、不適応な言動とわかりつつ、その恐怖から逃れようと低次の代用活動に頼ってしまうのである。それは、あくまで私の感覚であるが、解離が持続している場合、順境でざわざわと騒ぎ出すＥＰが過覚醒に近いような感じがあるのに対して、逆境や過剰なストレスの下、頑張り過ぎる、または没頭し過ぎるＡＮＰをＥＰたちは「現実を遠くしてぼやかすこと」でその場を乗り切ることを助けてくれている。しかし、没頭から出てきてからは、疲れ切ったＥＰから、ますます過酷な「嫌なことはこっちに丸投げしやがって！　何をサボっているのだ、おまえは！　死ね！」というメッセージを、疲れ切ったANPは受け取ることもあり、ひどい罪悪感とともに、離人、健忘、うつが著明に悪化するようになる。EPを即座に鎮静させるために「まほこ」は過食嘔吐と、アームカットを用いていたし、比較的適応的な活動としては、外傷関連疾患の知識を蓄えることと、映画、DVD、本、音楽といったエンタテインメントを用いていた。しかし、EPがANPに侵入してくることに対する防衛策は、対象が何であったとしても、没入傾向をもち、いったん開始してしまうと自分の意思では途中でやめられないという一種の依存的要素を含んでいた。かといって、強迫的にその没入を中心とした一連の作業を、一日一回はしないと自分を全く感じられなくなってしまうのだ。「まほこ」が一番恐れていたことは、「自分が消えてなくなっていくあの恐ろしい感覚」である。自分自身をなんとか感じるための手段としても、やはり過食嘔吐、アームカットを用いていたが、もちろん効果は一時的なものでしかなかった。

4　活動システム（p.4, 5）

人間が、知覚しているままの内的環境と外的環境を含んでおり、有用な体験と有害な体験を区別することを促進し、今現在の生活環境に最も適応的な反応を導く、精神生物学的システムのこと。「まほこ」は摂食障害を発症してからは、以前にも増して適応的行動がとれなくなった。上記の物語にあるように、あらゆる注意や意識の方向が食べ物のことばかりに向いているため、今ここにおける外的環境に対しては、ほぼ無関心もしくは焦点がぼやけている状態で、注意集中に欠き、自分の意思で適応的な言動をとることができなかった。ここが、健常人とANPの、つまり「主体性をもった集中」と「没入」の大きな違いである。健常人の集中は、基本的には、ぶれない自我と柔軟な主体性が感情をコントロールするための手綱を握っているが、没入の場合、手綱を握っているものが、基本的にはANPが中心ではあるものの、時折、でたらめにEPが中心になることもある。特にANPが消耗しているときには、ANPの知らぬ間にEPが勝手に手綱を握って暴走し、多くの嫌なことを他者に投影している。

5　活動と活動傾向（p.5）

活動とは遂行されること、執行されることと捉えられる傾向が多い。一方、活動傾向とは、単にある仕方で活動する性向というだけでなく、潜伏、準備、開始、実行、完結を含んだ、活動の完全なサイクルを意味している。「まほこ」は現実に即して行動しなければならないことに対して、開始と完結に大きな困難を抱えていた。開始に関しては「うまくできなかったらどうしよう」という焦燥感と不安から開始予定より早めに準備し過ぎる傾向があり、完結に関しては「本当にこれでいいのか」という不信感と猜疑心から何をもとにして完結とすればよいのか確信がもてなかった。また実行に際しては、上記のように一種異様な没入傾向を認めた。

6　心的努力と心的活動（p.12）

活動とは行動についてだけのものではなく、必須な心の努力（心的努力）でもある。また、心的活動とは最も反射的なもの以外のあらゆる行動を計画する、予測する、考える、想像する、希望するなどに方向づけられるものである。

「まほこ」の自我は脆弱過ぎて、そこから生じるはずの主体性はないに等しかった。摂食障害を発症するまでは、友人や「やす」にあらゆる心的活動を依存しておリ、代わりに文句も不満も感じないようにして、いつも誰かの後ろにくっついており、あたかも影のようであった。周囲に親しい人がいなくなると同時に自身の存在もなくなるように感じるため、それが怖くて空想の中で過ごした。空想は過剰にネガティブなものから過剰にポジティブなものでしかなく、現実に特に影響されることもなく、趣味の要素も少しは持ち合わせていた。しかしながら、摂食障害になると一切の現実的な人間関係から内的にも外的にも引きこもり、「独りは怖い、でも他人といるのはもっと怖い」という孤立無縁状態となった。逆説的に、幼少時に解離によって自分の精神を生きながらえた「まほこ」であったが、そのことだけを懸命にしてきたのだ。治ると言われても「生きてきた意味」「自分の居場所が、席が用意されている」ことを信じることができ、自ら他人に働きかけて、自分の希望や計画を伝えたり、そのために援助を求めたりすることができるようになるまでは解離は必要だった。

7　活動傾向のヒエラルキー（p.13）

活動傾向を低次、中次、高次のレベルで分類されたもの。

このヒエラルキーが臨床実践において、有用になるのは、これによって患者も治療者も、どの活動がすでに高いレベルにあるのかを理解可能になることにおいてである。

「まほこ」の場合、現実を生き抜くにあたって、内的に一番高いレベルにあったものは思考の活用であり、最も低いレベルにあったものは感情と衝動の制御であったことは明白である。外的に高次のレベルにあったものは人間関係の仲裁であり、低次のレベルにあったものは役割のない個人的な三者での人間関係であった。摂食障害を発症後は、このヒエラルキーはさらに極端に表面化し、先鋭化した。直感や感覚は混沌としたものとなり、現実に機能を果たさなくなり、「まほこ」の活動傾向のヒエラルキーは、一時解体したものとなった。

8 人格の凝縮性と統合

外傷に関連した構造的解離とは人格構造の凝集性と柔軟性の欠如のことを示す。サバイバーの人格を構成しているシステム間の凝集性、協調性が損なわれている。患者さん側の感覚としては、自分は断片化されて、バラバラに散らばって存在し、「自分が自分である」という自己同一性の感覚をもちにくい状態である。そして、これ以上自己がバラバラにならないように必死で自らの決まり事にこだわるため、現実の変化に臨機応変に対応することができず、言動は硬直したものになっていくことになる。

「まほこ」は幼い頃から変化を嫌う傾向があった。摂食障害になる以前から自分なりのこだわりが強かった。外出するときに踏み出す最初の足は必ず右であった。さらに服のたたみ方から、宿題などで何か書くときにも真っすぐに書けないと絶対に嫌で、納得がいくまで何度も書き直した。急な予定変更があるとパニックになったが、動悸や呼吸困難、手足の震えなどの症状はひたすら隠した。「身体の反応で表現してしまえば、周囲に見つかってしまうため、『人に迷惑をかけず何があっても黙ったままでいるいい子』ではなくなってしまう」ためだ。外傷関連に基づくあらゆる外的症状は恐怖症として、ある特定の対象に投影され、「他人に知られても恥ずかしくない、怖いもの、嫌悪するもの」として、決して自己に侵入されないよう防衛の枠が強く硬く組まれた。枠組みからはみ出した極度の恐怖や怒り、不安な感情や感覚は断片化して遠くにとばした。拒食症になったときには、恐怖の対象が肥満と食べ物に集中することになったが、このときには解離という防衛膜にも柔軟性がなくなり、言動は強迫的なものになった。思考の面では、今現在の状況に見合った量の適切な情報の収集が全くできなくなった。食べ物に関しては、膨大な量の知識をもったが、これらの知識をもとに現実に料理を作ることはあっても、他人に食べさせるばかりで、自分が食べることは絶対になかった。つまりある具体的な目的に対して、全体性は失われ、もともと少ないエネルギーの方向性は協調することなくバラバラになり、制御不能となって、現実的な意味合いを消失していたことになる。

構造的解離については『構造的解離：慢性外傷の理解と治療　上巻（基本概念編）』にて詳しく述べられているため、成書をご参照いただければと思う。

また、統合された人格は発達を通じて達成されるものである。「まほこ」のように幼少期に慢性的に外傷を受けた成人の人格は、正常な凝集性と一貫性を欠いた人格の中で発展したものと考えられる。つまり、構造的解離は慢性的な統合不全であり、それは統合的な脳構造、脳機能が子どもにおいては未成熟であることと、世話をする人が子どもを慰めたり、気持ちを調整してあげることが不十分で、適切な精神生物学的な調整がなされなかったことの両方が主たる原因として生じるものである。

精神科の臨床実践で、サバイバーに対する医療者側の関心は、活動の適応レベルを引き上げる彼ら自身の能力を支援することにある。それは、いかに彼らの心的水準を体系的に把握し、その心的効率と心的エネルギーを改善、調整することで、彼らがより適応的な心的活動や行動的活動ができるよう手助けできるかということでもある。

9　代用活動（p.16）

感情や衝動の調節不全や愛着の問題など、サバイバーを苦しめている様々な困難は、非適応的な心的および行動的活動が存在することを意味している。不適切な心的活動の存在は、解離が今現在持続していることも示唆している。このような活動は代用活動と呼ばれ、患者の人生における負荷が患者の心的水準を超えた際に動員される、それ自身はあまり適応的でない活動である。統合がいまだ達成されない場合にも人は代用活動に陥る。

代用活動の中の多くは、興奮行動や強迫行為や、「まほこ」の場合のように過食嘔吐やアームカットなど、行動として現れる。しかし、多くの代用活動は心的な性質を有する。つまり、代用活動として表出される心的エネルギーは激越な性質をもつ感情であり、また深刻な否認や拒否、投影、スプリッティングといった非適応的な心的対処法を用いて外界と接触していることを指し示していることが多い。「まほこ」自身が、もし精神科を受診する機会があったならば、解離ではなく、過食嘔吐という代用活動を主訴に受診していたに違いない。解離と呼ばれる現象は、幼少期からすでに「まほこ」には馴染みであるあまり、人はみんな自分と同じように時間や空間を歪め、記憶を断片化して飛ばしたり、空想ばかりしていたり、夜眠れなかったりするのが当たり前にあるものだと本気で思っていたため、病気の症状として報告することはなかったのではないかと思う。心的な（時に身体的な）健康と不健康の違いも全くわからなければ、他人と自分の境界線などはないに等しかった。

10　統合的活動（p.17）

統合は外傷関連疾患の領域では馴染みのある用語である。サバイバーが人生を歩んでいくためには、なんとしても外傷体験（と解離性人格部分）を同化しなければならない。統合には、最高のレベルの心的エネルギーと心的効率が必要とされる。精神的に健康な人の特徴は、内的および外的な諸体験を統合する強い能力をもっていることである。

サバイバーを効果的に治療するために、統合的な心的活動の二つのタイプを理解することは有益である。それらは綜合と現実化である。

・綜合（p.17, 18）

統合的な心的活動の主なものが綜合である。それによって私たちは、ある瞬間に、ないしは時間の流れの中で生じる内的および外的な一群の諸体験を統合し、関連づけ、かつ分化する。綜合には、感覚知覚や運動や思考や感情や自己感を結合したり、区別したりすることも含まれる。

「まほこ」にはまず、時間の流れという感覚はなく、過去と今との時間は、内的にも、外的にも、バラバラに存在した。それは、とりわけ外傷に関連する時間についてだけではなく、回復力という治療上有益な事柄に関連する場合についても言えた。「まほこ」の時間と空間に関わる綜合不全の世界は、サルバドール・ダリ（一九

○四―一九八九）のあらゆる絵画に目に見える形で見事に、わかりやすく表現されている。

・現実化（p.18, 19）

綜合と関連して、より高いレベルの統合的な心的活動が現実化である。それはありのままの現実への気づきをもたらし、それを受け入れ、それに反省的かつ創造的に適応するような二つのタイプの心的活動である。第一のタイプの活動は、ある経験を明確な私的所有の感覚と統合する心的活動であり、第二のタイプの活動は、しっかりと現実に根づきながら、自分自身の過去や現在や未来を統合する活動である。この心的活動は、最も適応的かつマインドフルなやり方で、現在の行動の中に現れる。

「まほこ」の第一のタイプの心的活動に関連しての問題は、そもそも「私的」という感覚が全くわからないことにあった。先ほども述べたことだが「まほこ」に質問を投げかけられても「どれが私なのか？　私の中の誰に聞いているのか？」さっぱりわからなかった。「自分自身が確かに今ここに存在すること」を含め、「まほこ」は現実（それがネガティブな体験であれ、ポジティブな体験であれ）に対して、概ね否認、拒否、投影、スプリッティングという方法で対応していた。外傷体験の慢性化により、それ以外のやり方を学ぶことができないままであった。「現実世界で自分を生き生きと感じる」ということは希望であり恐怖でもあり、さらには危険なことでもあった。

また、第二のタイプの心的活動に関連する問題は、種々の健忘により「まほこ」は一貫した自分自身に関する歴史を認識できないことだった。中学時代と高校時代から「やす」と離れるまでのほぼ十年間以外の過去は、恐怖と不安でただ真っ黒に染まっていたし、摂食障害になってから回復するまでの過程で、記憶は断片化され、ひどいときには現実は解体した。未来は危険なものでしかなく、例えば、今日一日というほんの少し先の未来であっても、激烈な不安を伴うものであった。昨日と今日がつながることはなく、高校三年生のときからは、幼少期の土壌にグラウンディングすることはもう嫌だったので、「やす」に依存し切っていた。しかし「まほこ」の一方的で身勝手な視点からは、「やすと過ごすこと」を新しい健常な土壌として安心していたのに、その「愛着と依存の対象になっていたやすが、留学して突如目の前から消えてしまったこと」に「突如捨てられた赤ちゃんのように」勝手に腹を立てて、その現実を拒否して拒食症になり、過食嘔吐に転じてからは、また新たに健常な土壌を探して「ここか」「そこか」と迷走し、あたかも空中を彷徨う幽霊のようになった。そして、いつの間にか摂食障害と解離は慢性化し、「まほこ」にとってはその状態が「健常」となり「日常生活」となった。「まほこ」の認識している現実とは、「まほこ」の中で変容された、あたかも夢の中のようなイメージの世界に近いと思われた。

11　人格の構造的解離の持続（p.19, 20, 21）

構造的解離は、外傷関連疾患をもつ患者では慢性化してしまっている。互いに絡み合った多くの要素が、一旦解離が始まるとそれを持続させる方向へと収斂する。患者の心的水準が低いほどますます代用活動に頼るようになるが、それは押し潰されそうな感情や思考、今現在のストレスから一時的に身を守ってくれるものの、外傷記憶やそれに関連した解離性人格部分を統合することとは相容れない状態である。多くの場合、このように心的水準の低下は、主に世話をする人による適切なモデリングやトレーニングがなされなかったことに第一に起因している。「まほこ」の場合はサバイバーであり、また、治療者でもあったが、多くのサバイバーと同様、統合という途方もない作業にただひとりで立ち向かい、あまりの難しさに圧倒されていた。外傷に関連した神経生物学的変化もまた、統合を妨げている。

また、構造的解離が持続するのは、特にANPが侵入的なEPを、外傷体験そのものやそれに付随する感覚や感情や思考とともに常時引き受けるようになった場合である。こうなると、外的で具体的な不安や恐怖よりも、「外傷的体験と無関係の今現在の問題や今後の出来事に自分の中の誰がどう対応するのか?」「スティグマやEPに従って自分を痛めつけたり、他人に攻撃的になったりするのではないか?」という、ANPの知らない間にEPが何をしでかすかわからないという恐怖感が強まっていく。また、健康と不健康の見分けが、ますますつかなくなってしまうことも多い。

12　構造的解離を持続させる恐怖症（p.21, 22, 23）

「まほこ」のように慢性的に外傷を受けた人々は、外傷体験を思い出させる心的活動や外的刺激に対して、並々ならない恐怖心を抱くことがある。

外傷に起因した構造的解離の中核的恐怖症は、外傷体験とその体験が生活に及ぼす影響の綜合およびその十分な現実化を回避すること、すなわち外傷記憶に対する恐怖症である。

「まほこ」に最も強く認められた恐怖症は「日常生活に対する恐怖症」「今ここにいるという現実に対する恐怖症」だった。だから、日常生活でぽっかりと空いた時間ほど怖いものはなかった。健常な人々にとっては嬉しいはずの自由時間が「まほこ」には脅威だった。どんどん自分が誰だかわからなくなった。どす黒い、汚いドロドロが自分自身の中に存在し、突如、何の前ぶれもなくとびだしてきて私をのみ込んでいく。そういうときには、「まほこ」は異常に緊張し、手足が震えてきて立っていられなくなった。耳をふさぎ、頭を掻きむしったり壁にゴンゴンぶつけたりした。最終的には、ただ部屋の片隅に三角座りをして、ガタガタ震えながら「やめて、やめて」と呪文のように小声で繰り返し続けることしかできなくなった。つまり、「まほこ」にとっての脅威は現在の外的刺激に対してよりは過去の内的生活にあった。

しかし、「まほこ」が拒食症になったときには、恐怖の対象が「肥満恐怖」と「食べ物恐怖」のみになり、すっきりもした。稚拙な代用活動であるが、拒食症を発症することで、ほかの恐怖症は一見消失したかのようであった。しかしこの状態は治癒というには程遠い状態である。例えば、「まほこ」の場合、「まさき」が怒りの感情を主に引き受けていたが、摂食障害になってからは、淋しさや悲しみなどのネガティブな感情を引き受けていたそのほかのEPも、退行して弱体化した「まほこ」（ANP）に容易に侵入するようになってしまった。食べ物は避けようにもいつも身近にあり、過食嘔吐が始まってからは、ネガティブな感情だけでなく、ポジティブな感情も含めてあらゆる情緒的な変化が食べ物と関連づけられてしまうようになった。最後には日常生活のすべてが恐怖と化していた。毎日が混沌と混乱にまみれ、命がけのようであり、「まさき」の存在を信じ切っていた摂食障害の発症前よりも、過食嘔吐し始めてからの方が、さらに健忘が激しくなり、恐怖心に拍車をかけた。

また、サバイバーとしてのANPは、主体性に向かう心的エネルギーが低く、身体だけの生存をはかるのに精一杯という状態であることが多い。心的効率も不十分であるため、反射的、衝動的に行動を起こすことが多い。また、義務的に何かをした経験はあっても、主体性をもって現実に働きかけ、人間関係を広げていくといった経験が少な過ぎるため、主体的な言動を求められた場合には、恐怖と疲労のためにうつ状態になってしまう。だから、彼らはずっと待っている。こうして、いい子で待っていたらきっと「自分から声をあげなくても」誰かが見つけてくれる。私をそっと抱き上げて、包み込んでくれる。空想癖がここでは良くも悪くも頼りとなる。そして、現実でも驚くほどに彼らはいつまでも待つことしか知らない。そうすることで生きながらえて、また逆にこのことで統合も現実化も妨げられ、解離は持続するのである。

2　慢性的外傷の段階に沿った治療 (p.23, 24)

治療者は治療の精神力動学、関係論点、行動的側面の重要性を理解しようとするだけでなく、患者の心的エネルギーと心的水準を評価し、取り扱うことに熟達しなくてはならない。さらに治療者は、適応に対するサバイバーの心的活動と行動的活動を分析する必要がある。

複雑性ＰＴＳＤと解離性障害に対する、主要な治療的アプローチは、以下のような段階に沿ったものがその典型であり、それらが現在の標準的ケアと見なされている。それらは

1　安定化と症状の軽減
2　外傷記憶の治療
3　人格の統合とリハビリテーション

からなる。各段階で、統合がスムーズに進めば、治療は螺旋を描くように前進するようになる。とりわけ、複雑で、多面的で、慢性的な事柄に取り組まなくてはならない場合は、各段階を行きつ戻りつしながら進んでいくことになる。

アセスメント

慢性的に外傷を受けた患者であっても、通常の明確な診断、心理検査、生活歴の聴取は不可欠である。時間をかけた念入りで詳細にわたる観察によってのみ、患者さんの複雑な構造的解離について明確な全体像を描くことができる。

適切な治療の道筋を計画していく上で患者固有の強さや弱さ、すなわち心的水準という点での機能を評価する

ことが極めて重要である。「まほこ」の場合であれば、第4章でも述べるが、思考を要する仕事や勉学の面では比較的心的水準は高かったが、それに対をなすように感情のコントロールは非常に困難だった。実際には「相手の心の動きに非常に敏感であり、自分の考えを話すのではなく、相手の期待を察知してそれに合わせた言動をしてしまう過剰同調性」と「空想癖」を駆使していたため、人間関係でのつまずきは、あまり表面化することはなかった。

治療段階1：安定化と症状の軽減

第一段階では、日常生活において、より効果的に活動できるようになることを目的としている。これは、サバイバーが自らの心的および行動的活動についての内省の質を高め、ときにはその量を増やさなくてはならないことを意味する。

患者にとって重要なのは、その時々で自分のエネルギーの制約内での作業が可能になり、何が自分のエネルギーを高めたり減らしたりするのかを知り、その無駄なエネルギーの浪費を防ぐことである。心的効率が低ければ、自己破壊行為などの重大でかつ苦痛な代用活動が生じる。ＡＮＰの日常生活機能を促進することで、それらの患者を消耗させる症状や、抑うつ、不安、ＰＴＳＤなどの症状を軽減できる。その際には外傷記憶を包み込むことが最も重要になる。患者は、自分の心的水準を引き上げるために、感情のスキルと関係性のスキルの多くを学んで、それを繰り返し、練習する必要がある。

適応的な活動をシステマティックに促進するために、第一段階の治療では、心的外傷に由来する恐怖症は、治療者とともに徹底的に取り扱われなければならない。恐怖症に反応して、サバイバーは一般に心的水準を下げたり、その上昇を妨げたりする低次の代用活動に携わることになる。

のちほど改めて述べるが、「まほこ」の場合は、解離の知識や自分の症状を言語的に知っていても、適応的な活動に使うためのエネルギーの余裕はなく、またそのスキルも学び損ねている。体験者からの視点としては、自己破壊行為は「なんとかして自分を、自分が生きていることを、感じたい、確信したい」という必死の思いで摑んだ活動である。構造的解離も含めた根本的な治療、つまり「統合」に到達する妨げになるとわかっていても、「まほこ」は「日常生活への恐怖症」と「自分が治っていく過程の変化をまた自分一人きりで見続けなくてはならないという恐怖症」「治癒していく中での些細な変化に対して、自分が解体していくような強烈な恐怖症」から摂食障害をすぐに手放すことなどできなかった。

治療段階2：外傷記憶の治療

第二段階の主な目標は、様々な人格部分に見られる外傷記憶に対する恐怖症を解消することで構造的解離を不必要なものとすることである。この段階では総じて、患者が治療を開始したときよりも高い心的水準を維持できていることが必要である。過覚醒や過小覚醒を調整しながら治療のペースを適切に保っていくことは重要である。サバイバーは究極的には理想の家族の喪失を悼み、互いに依存しあうひとりの大人として機能することとの意義を学ばなくてはならない。

「まほこ」は恐怖症が多過ぎたことと、現実化の妨げになるとわかっていても、自分で自分の解離を客観的に見ていたいという解離への依存があったためか、日常生活に支障を来さない程度で覚醒度を上げたり、下げたりしながら生活していた。これは、健常な人が無意識に行っている、心の緊張と緩和とは質的に異なっているように思う。今もそういう部分は私の傾向として残っているように思う。

治療段階3：人格統合とリハビリテーション

第三段階では現実化を深めるために必要なつらい悲哀の作業である。つまり、強く保持されてきた代用的信念を放棄し、高度に保たれた心的エネルギーや心的効率を必要とする新しい方法によって世界と関わり合おうと努力することである。最終的に親密さや愛着に対する恐怖症の克服こそが、おそらく治療成功の山場であり、患者が生活の質を高く保ち続けるために不可欠なものである。これが一番「まほこ」にはきつかった。専門家を受診していなかったため、独りで取り組んでしまい、統合までにかなりの疲労とうつ状態が持続した。なによりあまりにも「まほこ」が惨めで仕方なかった。悲哀の作業そのものが、これまで生きてきたことを全部、否定してしまうように感じられてつらかった。今まで解離を駆使して必死で生き延びてきたのだ。今を生きるためには解離を手放さなくてはならないことはわかっていたが、はじめは全然納得がいかなかった。「身体なんていらない。恐怖症なんて続いたっていい。今更他人の助けなんていらない。統合なんて一生できなくていい。治りたくない」という幼い「まほこ」の心の叫びに十分に耳を傾け、過去を受け入れて前に進もうと思えるまでに数年を要した。しかし、この叫びも含め、悲哀の作業なしに人格統合はありえないことも知っていた。

まとめ

本章では、『構造的解離：慢性外傷の理解と治療　上巻（基本概念編）』のイントロダクションで用いられている語彙の大まかな説明、およびそれらに照らし合わせた形での「まほこ」の感情や症状を提示した。

第3章　解離性障害と摂食障害

1　摂食障害と「まほこ」

「まほこ」は二十一歳のときに当時の恋人だった「やす」が留学してそばにいなくなったことをきっかけに、過激なダイエットを始め、拒食症を発症した。その後、同窓会で食べ過ぎたことがきっかけで過食症になり、その後、過食嘔吐を繰り返すようになった。診断基準に従うと愛着対象の喪失という傷つき体験が大きな引き金となり、正常体重の最低限を維持することを拒否し、体重増加を強く恐れ、自己の身体の形や大きさの認知に障害を来す「神経性無食欲症」を発症した。その後、むちゃ食いと、体重増加を防ぐための不適切な代償方法を認める「神経性大食症　排出型」へと転じた。「まほこ」には発症当時は病気だという自覚は全くなかった（摂食障害の診断基準の詳細はＤＳＭ—５参照のこと）。

摂食障害の患者さんは圧倒的に女性に多い。また近年では思春期だけでなく、低年齢から高齢にいたるまで幅広く認められるようになりつつある。女性に多い一因として「女性性」というものがもともと「受容する、多方向に配慮ができる、静的、包み込む」といった性質をもつものであり、「男性性」のように「受けて立つ、限界を設け、決断し、実行し、秩序を作り治める、動的で力強い」といった性質の違いにあると考えられる。実際、女性が社会進出する中で、男女平等の名の下に受動的な女性にも男性性やしっかりとした主体性を求められる場面は圧倒的に増加している。食べ物を受け入れるということは、現実を受け入れ、ほどほどに折り合いをつけることができるということである。今の日本社会は、女性に多くを求め過ぎる傾向がある。つまり、日本の現代社会は女性に対して「容姿共に美しく、結婚、妊娠、出産後も仕事を続けながら、家事も育児も完璧にこなし、さらには精神的に自立しており、健康的であり続けること」を求める傾向にある。しかしながら、どんな女性であれ時の変化がある限り、こういった社会の風潮に応え続けることはほとんど不可能である。大方の女性は、そのことに気づき、「自分らしくあること」を優先して過ごすようになる。一方、その風潮に真面目に応え続けようとする女性が摂食障害になりやすいともいえる。

では、摂食障害に罹患してしまう女性の傾向はどのようなものなのであろう？　それは幼い頃から「いい子」であり、自己主張をあまりせず、従順で、前述したように真面目で、周囲の意見に合わせて生きてきた女性に多い。「まほこ」も頼まれたことはきちんとするタイプであったが、主体的に行動することはあまりなかった。それは、勉強や仕事という面だけでなく、人間関係においてもいつも自分から働きかけができず待つことばかりが多かった。年を経るごとに、相手に迷惑をかけることが怖いため「ＮＯ」と言うことができず、外部からの不当な要求にも応え自分の中にストレスを抱え込む傾向が強くなり、自分の感情のケアをすることができなくなっていった。そして、構造的解離における代用活動として摂食障害を発症する大きな要因は「愛着や愛情に関連する問題」であることが多い。その場合、発症後は可能な限り人間関係を避け、愛着や親しみをもつことへの怯えがひどくなり、自宅に引きこもってしまうこともある。

2　解離と摂食障害

摂食障害の背後に解離が存在することは治療者側にも、初診時にはわからないことが多い。中でも複雑性ＰＴＳＤの症状の一部として摂食障害が存在する場合には、他にもうつ、極度の不安、リストカットや薬の大量服薬といった自己破壊的および衝動的行動、以前の人格状態からの変化などを伴うことが多い。

「まほこ」の例で検討してみると、摂食障害を発症する前の状態、つまり解離がある程度機能的に働いているときには、ネガティブな感情は「まさき」に代表される複数のＥＰが受けとっていて、「まほこ」であるＡＮＰ

はそれに気づかず、表面的な狭い現実の中で、多少の柔軟性をもちながら生きていた。しかし、摂食障害によって体重が減少し、心身が弱体化すると今まで機能的に働いていた解離の防衛膜を破って、押さえつけてきた感情が噴き出しＥＰが騒ぎだし収拾がつかなくなった。よって自宅で独りの時間になるとＥＰに任せていた感情が一気に解放され、誰に向かってというわけではないのだが、大声を出す、過食する、嘔吐する、強迫的に過剰な運動をする、飲酒する、物に八つ当たりするなどの言動を繰り返すようになった。それは、傷つけられたと感じている自分自身と激烈な感情とが一体化してしまっている状態、つまりＡＮＰがＥＰにのみ込まれている状態を示している。また、そうすることで、混沌として、混乱してしまった心の中を一時的に鎮静させる役目を果たしている。さらには、発症前に頼っていた解離という防衛膜に穴が開き、否認してきた過去の出来事を「摂食障害」という枠の中でまざまざと再体験することでもある。

そして、何度も拒食、過食、過食嘔吐を繰り返すことは、主体性をもって生きていくことに意味があることを確かに感じられるようになるまでの「私は私で大丈夫か？」という全く個人的な生命に対する挑戦でもあった。それは「主体的に生きること」への拒否であり同時に渇望でもある。つまり、過食嘔吐をくり返す患者さんの中には、過去に「私は私ではいけない」「主体性をもって生きてはいけない」と愛着の対象となる人から言われ続けてきた可能性がある。これは、虐待の本質である。では、臨床現場で摂食障害の背後に外傷関連疾患つまり複雑性ＰＴＳＤや解離が背後にあることを疑われる場合、その患者さんの言動にはいかなる特徴があるのだろうか？　それらは、行動としては、ひどく退行し、「自分に代わって自分のことを決めてもらいたがる」「愛着の対象との適度な距離感がつかめず依存対象にどっぷり依存するか全く拒否する」として表れ、言葉としては「身体をなくして生きたい」「身体は面倒くさい」「身体はただの容れ物だ」「お風呂も爪切りも、食べる物も誰かに決めてほしい」として表れることが多い。「まほこ」もはじめそうであったように、解離というものは内在化されており、摂食障害発症後すぐには本人が解離を客観的に認識できることは少ない。よって、解離の存在が治療者側には理解できていたとしても、急に本人に解離について説明しても理解されることは少なく、健忘により忘れ去られてしまうことも多い。しかし、治療者側は忍耐強く病気の症状であることを話していく必要があり、何よりも治療者側が「主体的に生きることの意味」「人生が生きるに値するものであるということ」「人間は概ね信じることができるものであるということ」といったことを肌身で知っており、それを日々感じながら生きており、その上で患者さんに共感し、寄り添い、理解しようとすることを諦めないその姿勢と健全さが、どんな言葉より大切であると思う。

摂食障害に観点を置いて外傷関連疾患をみてみると、「主体性が芽生え、それが育まれ、徐々に解離を手放し、現実に対して自らの意思で参加することが可能になる」までの長い道のりで、心身の生き残りをかけて本人を「今という現実」につないでくれる代用活動として、摂食障害は存在していると言えよう。それがどれだけ低次の代用活動と言われようとも、治癒までの長い道のりでは、あたかも「摂食障害」が「まほこ」の命をつなぎ、十分に自我が成長するまで、時間稼ぎをしてくれたかのように私自身には感じられるのである。

3　構造的解離に伴う摂食障害の治療

摂食障害に対しては身体的治療が最優先である。体重が三十キログラム以下など身体の危機にある患者さんに、その時点で解離性障害が存在する可能性を指摘することはほとんど治療的意味がなく、身体的治療が最優先となる。また、身体的に安定してくると行動化も増えるため、少なくとも自分の状態について言語化することができるまでは、身体的ケアや行動療法が治療の中心とならざるを得ず、入退院を繰り返すことも多い。では実際、具体的にはどのような治療になることが多いのかを以下に述べる。

まず、治療の前提として医師だけで治療に当たらないことは非常に大事である。治療経過は教科書どおりというわけではなく、千差万別である。臨床心理士やソーシャルワーカー、デイケアスタッフ、さらに患者さんの家族も含め総合的に治療に当たる必要がある。

初診時には身体の状態の確認が必ず必要である。バイタルサインの確認、発熱の有無、採血、十分な病歴聴取、心理検査、家族の治療への参加が可能かどうかなどである。極端な低体重や過食嘔吐による電解質バランスの悪化が見られる場合には、内科的治療を優先しなくてはならないケースも多く、外来治療か入院治療かの判断が重要とされる。

身体状態を把握し、身体面での安全が確保されてから、精神面での治療、環境調整に進む。この過程はゆっくりと同時進行することも多い。入院治療でも外来治療でも、患者さんの身体状態と精神状態の総合的な把握と、今後の治療の見立ては非常に重要であり、行動面に関しては枠組みと構造化の必要性を説明し、患者さんおよび家族と治療契約を交わし、了解を得た上で、精神科としての治療を開始することが大切である。そして面談を重ねて患者さんの言動の揺れ幅を、ある程度治療者が把握できるようになってから、内的世界つまり患者さんの「心理的内容」に関する治療に徐々に進むことが可能になる。

次に患者さん自身が、現在の日常生活の障害となっている症状に関して、どこまで自覚しているかということを把握する必要がある。摂食障害という病気を自覚するには「自我が脆弱であり精神に破綻を来しているにもかかわらず、病気そのものを否認しているケース」から「自分の症状に対する知識を豊富にもっており、生活の工夫もしてきたが、寛解に至るまではいかないというケース」、さらに「自分の症状や代用活動が過去の心的外傷と関連があることを十分に自覚しており、自分なりに試行錯誤したが、自分だけでは混乱して、または現実のストレスが大きく、疲弊してきたため、助言を求めてきたケース」「解離の症状が散見され、代用活動（ここでは、対象は摂食障害に限る）そのものの苦しさを主訴に来院するケース」など様々である。外傷と代用活動が患者さん本人の中で、そのつながりをある程度自覚しており、背後に解離という現象があるだろうことを、ある程度理解されている場合（こういう「まほこ」のようなケースは稀ではあるが）には、次の段階に比較的にスムーズに移行することができる。しかしながら、実際に治療を開始した初期の段階では、過去の心的外傷が否認または抑圧されており、代用活動の対応で精一杯となることが多い。

そして、治療が進み、面談を重ねるにつれ、徐々に自分の症状が、外傷に関連するものであると自覚できてくるようになる。

次に、過食嘔吐といった低次の代用活動から、アサーショントレーニングやカウンセリング、内服の調整をしながら、少しずつ過去を想起していき、解離の存在の有無なども質問しながら、少しずつ適度な代用活動をとることができるよう、治療者側が触媒のように作用することで、患者さん本人が「自分の感情や衝動を以前よりコントロールできる」「失敗しても殺されたりせず、自分で考えたり、相談したりしてやっていけばいいんだ」など、いままでになかったような洞察を「言葉」と「体験」の両方で理解することが可能になってくる。この時点では、代用活動がある程度落ち着きを見せ、その背後にある外傷と関連した解離の治療に取り組む心的エネルギーと心的水準に関して、次の段階に入る準備が整うようになる。

4　治療の停滞

外傷関連疾患の治療は直線的に進むことは少なく、停滞しているように感じられる時期がある。その時期には、毎回の診察が同じような内容の会話で終わり、病状は悪化でも軽快でもなく、一見治療が全く進んでいないように見える。

その理由の一つは、患者さんが低次の代用活動に酷く依存してしまっている場合。もう一つは、患者さんが「解離」や「外傷体験」を治療者側に語っていない場合である。

代用活動への依存において、その対象となるものは様々であり、重複している場合もある。「まほこ」の摂食障害のように食べ物、アルコール、違法薬物、合法薬物、リストカット、恋愛、睡眠、空想など数えきれないほどのものや関係性がその対象に含まれる。外傷関連疾患の患者さんにとっては「ひとりの時間」は恐怖であり、ANPにEPが侵入してくるのを感じとり、自分が消えてなくなっていくという極度の恐怖から逃れるためにあらゆる手段を講じようとするため、外界の依存対象、代用活動が前景化してぐるぐる入れ代わるように見えるのである。これは、EPが、解離という防護膜にあいた穴からANPに侵入して、過去のトラウマに関わる激烈な感情が明るみに出てくるのを必死で塞ごうとする試みであり、ANPとしての日常生活を維持するための方法であり、代用活動以外にその感情をコントロールする術を知らないがために続けている活動でもある。しかし、この状態は、もともと低い心的エネルギーを自分の主体的な意志や目的をもった行動に向けるのではなく、あくまで低次の代用活動に使ってしまっている状態であり、感情や衝動の調節不全や愛着の問題を抱えていることを表している。これが長期間にわたると、「外傷体験の治療」がいつの間にか「依存症の治療」に取って代わられていることも多い。

もう一つの理由としての「解離」や「外傷体験」について、治療者に語られない場合の多いことである。患者側からすると「特に訊かれなかったから、答えなかった」ということが、結構多い。これは解離の状態が患者さんにとって、症状が日常化していることと、幼少期の出来事が、まさか今の症状と関係しているとは思っていないこと、そして第1章で記述したスティグマが患者さんの中で、言葉としてではなく、肌身に浸みてしまっていることなどのためである。

さらに、悲劇的なこととしては、外傷に曝された年齢が低く、性的な虐待の要素を帯びており、外傷を与え続けた相手が、両親のように本来は本人を保護するべき立場の人間である場合、構造的解離は重篤で深刻なものとなることが多い。

この治療の停滞期では、特に患者さんの過去の体験をありのままに尊重し、治療者側は、それを包み込むように共感しつつ傾聴することに、十分に時間をとる必要がある。治療者側が「そんなつもりで言ったのではない」言葉に傷つき治療が途切れる場合もよくある。例えば診察場面では「心的外傷や摂食障害そのものをほとんど気にしていないかのように、まるでひとごとのように淡々と外傷体験について語り」、主治医としては停滞していた治療が前に進み始めたと感じていたところ、診察室を離れてから自傷、自殺企図といった行動化や、帰宅途中で遁走するといった障害の症状が出現することは非常に多い。患者さんはどれほど治療が順調に進み始めたように見えても、傷つきやすく危うく脆い状態なのである。

また解離の治療において「過去のことを正確に思い出すこと」が目的や理想なのではなく「今自分に何が起こっていてどういう状態にあるのか?」「過去の心的外傷が今の生活にどのように影響しているのか?」「また自らの症状に対処する方法は代用活動以外に具体的にどのようなものがあるか?」といった疑問を主治医やカウンセラーと共有し、それを考えていく過程の中で癒やされ、自分なりの答えが見えてくることが理想的である。しかし実際には「他人を信用し、自分も信頼されて受け入れてもらえる」という体験が過去にほとんどないため、治療者に心を開き、信用して主体的に治療に参加してもらえるようになるまでには、表面的対話で診察が終わってしまうこともある。

またこの治療段階で患者さんが不眠、抑うつ、パニックなどの症状を訴え、日常生活もままならず、受診にも来ることができないほどの状態となった場合、主治医は慎重に内服治療の必要性を考慮し、処方することも必要になる。人間である限りは、健常者も含めて日々何かに頼って生きているのが当たり前である。しかし、患者さんは依存対象と適度に距離がとれず、全否定するか、または依存症に陥るかのどちらかに陥ることが多い。よって薬物療法を開始する際にも、大量服薬の危険性を十分に考慮する必要がある。

外傷関連疾患の患者さんにとっては、薬でも、そのほかたばこ、お酒、食物などでも、とかく依存対象になりやすい物質については時に「人間関係の狭間に存在する沈黙」「ANPとEPの境界に存在する虚空」に心が耐えられなくなった場合や、フラッシュバックがあったとき、「苦痛を文句も言わずに和らげてくれるもの」ではあるが、使用法を間違うと、依存対象との距離の取り方の工夫が人生の主題になってしまうことがある。

「まほこ」がもし、解離について無知であり、摂食障害の症状が前景化していたときに薬物療法を受けていたら、解離や食べ物に取って代わるように、あるいは解離とともに薬物に依存するようになり、結局背後にあるどす黒く、傷ついた過去の傷に触れることを避け、衝動的な言動を繰り返し、「今ここ」における自分の全体像をぼやけたものにするという悪循環になっていたかもしれないのである。

しかしながら、外傷関連疾患においては、思いつく限りの依存対象を駆使して、癒されない外傷から目を逸らせば逸らすほど、殊更に、「外傷体験に幕をきちんと引くこと」を迫られるという特徴がある。したがって、依存対象を変えては同じ場所をぐるぐる回って、治療が滞っているように見えるこのような段階でも、実際には螺旋状に少しずつ進んでいるのである。

「まほこ」の場合、未治療であったため、停滞期は非常に長かった。統合の手前のこの「過食嘔吐と手をつないで、自分の過去の感情と向きあって、悲哀の作業に入り、食べ物と適度な距離を保つことができるようになるまでの期間」が一番苦しかった。何度も死のうと思った。何度も足を切った。意識は朦朧としているか、過剰に覚醒しているかのどちらかで、その間の空間を過食嘔吐で埋め尽くした。そして、何度も心の中で両親と祖父を殺していた。どうして心だけ殺して、身体は殺してくれなかったのかと恨んだ。

どうして過去の傷を癒すために、摂食障害という手段を「まほこ」は選んだのだろうか？　いくつか、今ならば理由を思いつく。

痩せることで自己同一性を確立しようとしたこと。自分を殺すことで、過去の心の傷を殺そうとしていたこと。社会的に痩せているのはいいこととされていたこと。心の中にある両親と祖父を食い尽くして、グチャグチャに引きちぎり、嚙み殺して、さらに嘔吐することで「まほこ」の内部から彼らを追い出そうとしていたこと。偽物でもいいから自我の強化を自分なりにはかったこと。人に頼りたくないという気持ちが強く、独りで時間をかせぐことのできる摂食障害という方法を用いて「一体自分に何が起きていて、今どの段階にいるのか」を見極めようとしていたこと、などが考えられる。

「まほこ」は摂食障害で時間をかせいでいる間に何をしていたのであろう？　思うに、知らず知らずのうちに自分なりの現実に沿った形でＡＮＰの心的水準を強化するような外的事物や経験を探し求めていたのだろう。自分が手にしたそれらが次なる段階である統合への過程に向けて、自らを真に推進し、さらには生涯寄り添ってくれるものであるのかどうかを何度も違う角度から確認するため、新しい経験やネガティブな感情に対する不安や恐怖を代用活動である摂食障害によりぼやかしながら、それでもその新しいものや人に一時はそれらと同一化してみたり、また拾っては捨て、しばらくしてからまた拾ってみたりを繰り返しながら、自我の強化と、人との境界線の引き方を学んでいたのである。「まほこ」のように、患者さんの中では小さなものであっても少しずつ変化が起こっており、治療者も本人もこの過程を必ず通過できると信じて、焦らずその都度一つ一つの症状に対応し、寄り添い、見守る必要がある。

やがて患者さんの自我や主体性の成長、体験に応じて、次第に対立物を統合するという過程に入っていくことができる。解離が背後にある場合には、健忘や記銘力障害により、本人自身のものとして、治療過程を全体性をもって体験し実感することが困難となり、患者さんにとっても治療者にとっても自信にならないという現象がよく見られる。この現象を患者さんは「昨日と今日がつながらない」というような表現することもある。これは解離によってANPに気づかれることなく治療過程での出来事に対するネガティブな感情を、複数のEPが慣れ親しんだやり方で、あっという間に役割分担をして、引き受けてしまうためである。この作業は、反射的に、瞬時に行われるため、ANPには自分の感情がわからなくなることもしばしばある。

この場合の治療の停滞については、ANPの感情として、それを感じて、引き受ける必要がある。そのためには、「まほこ」は気軽な様々なエンタテインメントを活用することで、「わざわざ感情を動かす」ようにしていた（詳細は次章で触れる）。またANPは些細な変化やストレスに対しても、それがポジティブなものか、ネガティブなものかにかかわらず容易に心的エネルギーが低下するため、この感情を自分で感じ取る練習をしているときには、治療者は辛抱強く、慎重に、複数のEPが少しずつANPに統合され、ANPが情緒的な強さを身につけることができるように、その場に共にいてリラックスしながらポジティブに見守ることが大事である。この繰り返しで、患者さんは「トラウマに関わる激烈なエネルギーを徐々に変容させ、統合し、現実に利用可能なものにする過程をあれこれ言わずに見守ってくれる人がいる」という体験を通して「人を信頼する」「人と親密になる」ということを理解するのである。

第４章　個人的体験としての解離と摂食障害を振り返って

1　個人的体験からの構造的解離と考察

ここからは、私の個人的な体験としての解離と摂食障害に触れていくことをお許しいただきたい。「私」とは「まほこ」の障害を客観的に語ることができるようになった成長後の「まほこ」のことである。これは単なる一個人としての体験と感じ方であり、正解などではないということを十分ご承知の上、肩の力を抜いて楽しくお読みいただければありがたく思う。

まずはじめに、私の場合、障害の発症から寛解に至るまでの期間、一見心的エネルギーがあるように見えても、実際にはその均衡は日常生活をなんとか保持していくためにはぎりぎりであった。幼い頃から感情をごまかす術を多種多様に作り上げてきているため、成長するにつれ自分には何が必要で何を欲しているのか、何が好きで何が苦手なのかがわからなくなっていた。ここで構造的解離に関しての私個人の体験について触れてみたい。

上述した物語の内容も含め、幼少時からの総合的自己観察では、「まほこ」は「人格の第二次構造的解離（連続的解離のタイプ）」（『構造的解離：慢性外傷の理解と治療 上巻（基本概念論）』の第3章参照）の状態であったと思われる。

次に、「このままではまともに生きていくことができない」と感じ始めてから、自我が芽生えるために新たに土壌を作り直し、そのために必要とした要素について述べたい。これは私個人にとっての要素であり、真似をしてほしいものではないので、ご注意いただきたい。何でも自分の手で取ってきたものこそが本物なのだと私は個人的には思っている。私を助けてくれたものは、特別何か大きいものや費用がかかるもの、といったものではなく、至極普通で俗っぽいものであり、かつ人間的なものであった。私の場合、それは何度も繰り返し同じ小説や漫画を読み、映画やドラマを鑑賞することであった。普段、脳を思考ばかりで酷使していると対極にある感情の面倒をみることができなくなることに気づいたのである。治癒に向かっての土壌となる特定の映画、歌、ドラマは、自らの背後にあるパターンを理解し、内的要素に触れるたびに違う角度から、そのパターンを自分自身に明確にしてくれた。

この過程およびその内的要素は、同じ疾患に罹患している場合でも各個人により全く異なるものであり、外傷関連疾患の患者さんにとっては自己同一性獲得を推進してくれるものであり、健常者においては個性化のプロセスに属する過程の一つである。よって、それは何も難しいものでも大袈裟なものでもなくてよく、またそうであってもよく、俗っぽく気楽にそこにあるものでもよいし、楽観的なものでも、一時は悲観的なものでも、それはそれでよいと思われた。肝心な点は、「自分自身の感覚で何度も確かめ味わいながら選んだもの」でなくてはならず、他人や世間的によいとされているからという理由での選択は、極力避けた方がよいように思う。繰り返し確かめることで、自分なりに的確なものであると判断された要素が心の中に適度に布置されるようになると、心は次第に安心し、徐々にある程度安定した心的エネルギーを保つことが可能になる。そして最終的には、自分と外部の何かを反射的に同一化させる必要もなくなり、回復の過程で自分が必要としていた物事はその後自分の大好きな物や人に変わっていくものである。

2　個人的体験からの摂食障害の考察

第3章でも触れたが、私にとっての代用活動となっていた拒食、過食嘔吐に関しては、「自分を感じるための唯一の手段」であり、また、人のようにお節介や文句を言わずに人間関係の「間」を埋めてくれ、甘えさせてくれるものであり、また「背後に見え隠れするどす黒いものが隙間から侵入してくる」のを遠ざけてくれるものでもあった。

拒食の時期は、「生きている価値がないという烙印を押された者が自らを消すべくとことんまで身体を拒否すること」で「自分は生き残ることを許されるのか?」「まだ生きなくてはならないのか?」「生きていて本当にいいのか?」という疑問に対する身体への挑戦であると思われた。次に拒食から過食、さらには過食嘔吐に転じていった時期には、「自分の限界まで生きることを拒否しても生き残ってしまった身体」「これほどまでに痛めつけても生き延びてしまい、それに対してどのようにして「容れ物のようになっていた身体」と「瀕死の心」を統合していけばいいのか探っていた」時期であり、当時、私にとって食べ物は外的世界では手近にあり、自分を短時間満たしてくれる合法な物質を意味し、内的世界では、心が生き残るために必死に掴んだ手放せないものを意味していた。また、楽しいものであれ、すべての変化が恐ろしく感じられるため、それらを否認し、拒否するために、あらゆるものに恐怖や不安を投影し、事実を確かめることなく（私は世界中のすべての人々が自分の両親のようだという認識しかなかったため）自らを変容させていた。また、境界性パーソナリティ障害において「怒りを表出すればするほどコントロールを失っていく」ように過食も「食べれば食べるほどコントロールを失い、さらに食べる」という状態となった。過食嘔吐後は浄化してすっきりしたという感覚もあったが、慢性化すると強迫的となり、「一日一回過食嘔吐をしなければならない」という感覚に変わり、寛解を長引かせて最後まで苦しい思いをした。

摂食障害になるまで、私は「主体性」に関わることや「自分の言動や健康に対して責任をとる」ということの本当の意味がわからなかった。記憶の仕方もコミュニケーションの取り方も、時間や空間の感じ方も使い方も、不眠も、両親という人々の在り方も、他人も自分と同じなのだと信じ込んでいた。だから、何故皆長生きしたがるのか？　質問されてもどの私に訊いているのか？自分を大事にしてねと言われても、ぼちぼち過ごしてねと言われても、意味がわからなかった。つまり自分の分の責任をきちんととることを学び損ねて、周囲または両親の責任ばかり引き受けてしまい、自分が現実には存在しないことにすることを徹底して学んできたことになる。そうして、解離は私に浸透し、自己同一性はどんどん損なわれていった。その感覚というのは、底知れない不安と恐怖の中、いつも独りで、寒かった。健常者には何も伝わらなかった。虚空で私の人生なのに私は参加できなかった。

そして、症状の寛解しつつある頃には構造的解離や複雑性ＰＴＳＤという概念が提唱され、希望の光が見えた反面、私が個人的に感じたことは、自分の人生の半分は殺されたのだなということであり、自分を感じる作業をするにはもう遅いよ、もうそんな力残ってないよということであり、人にこの経験を言葉でどれだけ説明しても届かないのだな、そして健常者と同じような道順で自己同一性を自然にもつことは不可能なのだな、ということを受け容れることでもあった。しかし、過去を受け入れて光に向かって進むことを私は選ぶことができてよかったなあと思っている。

第５章　「まほこ」が感じた疾患の世界と今

１　「まほこ」は何をどのように感じ、何を考え、何をしていたのか？

「まほこ」は今思うと、なんだかやっぱり随分変わりものだったのかもしれないと思う。

確かに物心ついたときから「気味の悪い子」と両親から言われていた。「まほこってなんでおばあちゃんみたいな物の言い方なん？」と小学校のときから言われていた。そんな「まほこ」は概ね五歳頃からずっと「憶えていることの本当と嘘」「言葉の表と裏」「人の表情」に非常に興味をもち、じっと観察していた。つまり、虐待以前より、なぜか一人だけ後ろ上方にいる感じであった。

　しかし、解離という症状が「まほこ」に一体いつから存在したのか特定するのは困難である。それは、物心つく頃には、人の背後にいることは、あまりにも当たり前の風景であった。大きな外傷のいくつかは記憶されていても、何か先天的なものや、子どもの脳に虐待的環境が及ぼす精神生理学的な影響までは、いまだにはっきりはわからない。

「まほこ」自らが解離という言葉を知らずとも「私ってちょっと変かも?」と疑い始めたのは、自分の名前を呼ばれても自分とわからないことからだった。

　その後も、時間は切り離されて断片化し、ずっと前のことを最近のことのように感じたり、今がいつかわからなくなって時間に流れがなく、ぶつぶつに途切れて、存在しているように感じる時期が続いた。しかしこの虐待的環境の繰り返しの中で、それが真実ならば、ある時ふとそこから芸術や学問が立ち上がってくることは確かにある。それは本人を悲しい気分にも嬉しい気分にもさせるものだが、やっぱり悲しい気分の方が勝ると思う。そんな能力知らなくてよかったのにと思う。「回復しますよ」と何度言われたところで、幼児虐待は被害者本人にとっては受けた被害は百パーセントのことであり、生きながらに半分死んでいるのだ。私にとっては、離人感は今でも親和性が非常に高いし、健常者と比べていいことも嫌なことも含めて、記憶のされ方自体が変わっている。急に周囲から自分だけ浮き上がったようになって、すべての景色が遠くなる。ここまでであればパニック障害の症状と重なる部分もあるが、離人症では特に動悸や息苦しさなどは伴わず、上記の物語でも触れたように、現実と自分の間にガラスが挟まったような感じになったことが印象としては一番大きい。その後も、「ガラスの向こうの自分や人々」に会いたいのに触れることさえできないという感じのまま、離人症は、現実的な何かに集中または没入しているとき以外はずっと持続していたように思う。「恋をしてものすごく会いたいのに一生会えない切ない感じ」だ。

　健忘症は、約束を忘れたり、自分の買った覚えのないものが梱包も解かれないまま部屋に積み上がっていったり、一日何をしていたのかわからないなどというものであり、うす気味が悪かった。この中には、完全に記憶が抜けているという状態から、もうろうとしてふらふらと幽霊のように無目的に彷徨っている状態、「画像としての記録」はあるが自分への所属感がないというものまで、幅広く含まれる。「何もなかったことにする」作用に関しては私の場合、解離の初期に「まさき」という「主に怒りの感情を引き受けてくれていた攻撃的な心の中の友人」としてのEPが生じたが、もう一つのANPの確立には至らず、年齢とともに、または摂食障害の発症をきっかけに、ほかの複数のEPとともに「何もなかったことにする」という心の作用に姿を変えていったと言えよう。第4章でも述べたが、ANPとEPは独立したものであるため、ANPが自身で責任を引き受けようと頑張って決断したときでさえ、EPが先に情緒的なものを瞬時に感じとってしまい、するっとそれを奪い去り、ANPが成長も経験もできなくなってしまう場面が多々あった。この奪い去り方がいかに反射的で、素早く、かつ鮮やかであるかはなかなか言葉にしがたい。健忘に関しては、これが現実の社会的な活動の中で一番苦労した症状でもあり、健常者にもどれほどに不便なのか、言葉で伝えることが難しかったことでもある。つまり、「新しいことを自分という統合された一人の人間として捉え、体験し、新しく記憶し、今後に活かせるよう組み込んでいくといった作業」が全くできなくなった。当時、自分を自分として感じることができ、健常人の世界を垣間見ることのできる時間は「過食嘔吐に没頭している時だけ」であった。

さらに、解離や代用活動がもう何の役にも立たなくなって、絶望的な気分で、ひたすら死ぬことを考えていた頃があった。しかし、何度自己破壊行為を繰り返しても、死ぬことはできなかった。まだ、自分の身に起きたことも全くわからず、未来への希望はなかった。日常生活に支障を来すまでになっているのに、自分に何が起こっているのかわからない頃の感情や感覚はいかなるものかを示してみる。

・私として生きることができなかったことへの自責の念、悔しさ
・世界中の出来事が私の責任であるかのような自分の存在への罪悪感
・EPがANPに侵入し、外的に投影されたときの激烈な怒り

・ANPは常にEPを警戒する必要があることから、常時緊張を強いられるため、極度の疲労
・ANPとEPがあまりにも独立しているため触れあうことができず、隙間からお互いを垣間見るようなことしかできなかった自分自身への無力感
・両親のアンビバレントな教育からできた土壌に植えつけられたことへの怒り
・自分と人の境界線がわからないことからくるイライラ感
・生まれる前からやり直さないと、このまま生きていくことはできないという死への憧れ

このような時期、とりわけ嘔吐後しばらくしてからの感情や感覚はネガティブなものばかりであった。また、そのようにネガティブなものに対する受け皿しかない私自身のあり方に、苛立ったりもしていた。とにかく心は怒り狂っており、人生のすべてが憎く悔しかった。そして何よりそんな自分の在り方が汚らしく、祖父の言う通りの自分のように思われ、身体を切り刻んで、海の藻屑になりたかった。

一方、摂食障害の症状が後景化して行動化があまり見られないとき、または解離、拒食症の頃の感情や感覚が、いかなるものかを示してみる。

・離人感
・世界中の明度が上がったような感覚
・五感が異様に働き、視覚で何かの感触や香りがわかったりできるかような感覚
・自分だけ地上に足がついていない
・感覚で空を飛んだり、木の中や山の頂上から周囲の景色が三六〇度見渡せるかのようである

このように全く現実味がなく、感覚だけがそこにあり、全部を一度に感じてしまっても壊れないほどに空間も時間も豊かで広がりがあった。要するに、現実的な知覚を伴う夢のようであった。

このようにして、外的世界では食べ物を出したり入れたりすることを利用して、感情を感じ取ることができるように自分を保ち、内的世界では夢の中を旅するように巡ることで、心の生き残りをはかった。「成人の現実」と「赤ちゃんのような感覚」が同時に自分という個体の内外で現実世界にバランスよく存在できるように、自分

なりのちょうどいい領域を探していた。または、そのスイッチの切り替えが脆弱な自我なりに全体性を観てコントロールすることができるようになるところまで成長できるよう、心身共に生きながらえるまでの時間を稼いでいたように思う。

2 「まほこ」の統合への道

「まほこ」は、何が何でも自分のやり方にこだわった。解離と摂食障害を最大限に利用し、現実から逃避し、言葉や象徴の世界へと極端に傾いていった。自分に何が起こっているのか知るために、なんとか機能している「思考」という精神機能に意識を集中させ、医学書を読み漁った。そこからたくさんの情報を得て、また、たくさんのことを学んだ。しかし、「まほこ」自身の「生きている意味」に関することは何もわからなかった。答えはいつも自分自身の中にあり、極めて個性化されたものであるので、一般化はできない。何冊本を読んでも、どれだけネットを見ても、自分の物語は書かれていなかった。その味気のなさにまた悲しくなった。

そして、解離を背後にして「まほこ」が生きてきた過程が、幼少時からの悲惨な外的環境を映し出したに過ぎないものであり、同時に自分自身が失われてきた過程をまざまざと見続けるようなものであった、ということを知ったとき、「自分なりに一生懸命生きてきた過程は無駄だった」という絶望的な思いとともに、怒りや孤立無援感が蘇ってきた。しかしながら、過去の虐待によって生じた感情を、一度でも感じてしまったら、今度はそれに依存して、今現在が立ちゆかなくなることを私は心のどこかで知っていた。また一方で、もう知らないふりができなくなっている時期であることも知っていた。だから、どうしていいかわからなくなり、外的には摂食障害というまだ安全な枠の中で生き、これまでどおり解離を用いて自分で自分の存在を消してきたのである。しかし、そのやり方も長くは続かなかった。

だから、これまでとは違うやり方を考えた。まずは「思考」を休めて「感覚」と「直感」という精神機能を使ってみようと考えた。「まほこ」は多くの最も俗っぽく、生身の性欲が渦巻くような場所から、最も高尚と言われているような歴史上の建造物に至るまで自分の時間と空間のゆるす限り生身で触れ、その二つの機能を意識して接する機会を設けた。そうしてたくさんの人や物に触れ、そして物に関しては買って集めた。どちらかと言うと買っては売って、買っては捨てて、買ってはあげて、買っては放ったらかしにして……買ってもそれらが使用されることはほとんどなかった。そのうち、「一体何を右から左に、左から右に、流し込んでいるのだろう……。意味がわからない」と虚しくなった。物って何だろう……?

またわからなくなったので、もう諦めようかと思ったが、この左右のエネルギーの動きは、どうやら無意味な作業に過ぎないことというわけではなかったようだった。物を捨てていくに応じて、内的世界でも外的世界でも、必要最小限の健康的な心の働きや物は残っていったからである。それは今も残っている。このとき、私は、「物はその機能を最大限に発揮するように使ってこそ、仲良くなり、愛着が湧くものであり、命を吹き込むことができるものだ」ということを初めて知った。もしかして、「物を大切にしなさい」というのはこういうことなのかと体験的にわかったように思う。もしかして、人間との関係もそうなのかもしれないと気がついた。

そして、もう過去の自分にできることが何もなく、今の自分から始めなくてはならないという現実に直面した時「まほこ」は泣いた。二十年以上も、私は、子どもが当然の権利としてもつ、ケアされ、守られ、本当の人間としての命を吹き込まれることはなかった上に、私の心が存在していることさえ認めてもらったことがなかったのだなという事実に、もう直面しなくてはならない段階なのだと気づいてしまった。初めて自分のためだけに泣いた。悲哀の作業に突入しなくてはならなくなった。「感情」のスイッチがぎりぎりのところでぽんっと入ったのだ。生き残った感じがした。それからは、泣いては眠り、漫才を見ては笑い、眠った。泣きたいのか笑いたいのかわからなかったが、泣いてばかりいるうちに、「感情」を意識して使うことが、徐々に怖くなくなったようだった。

そして「もう自由になりたい」と思った。そう思えたのは、自分で「もう十分に頑張った」と心から納得がいったためであり、年齢的に、嫌でも自分の身体の限界を感じるようになったためでもある。しかし、自由を求めて過去を解放し、過去から現在そして未来へと向かう自分自身を許し、自分が自分として生きていてもいいことを受け入れるには、どうしても両親や祖父のあり方も許し、認めなくてはならないことを意味していた。だから、私は、私に押しつけられてきた両親や祖父の問題を本人のもとに帰して、自分で引き取ってもらうようにだけ言葉で伝えた。両親が子どもの心について「無知であった事実」は知っておいてもらった方がいいと感じたからである。

そうこうする間にも、現実はどんどん進んでいった。「まほこ」は焦った。全部の精神機能が使えるようになっても、何にも現実の中に自分の居場所があるとは思えなかった。こんな変人の受け皿なんてあるのだろうか……？

そして、ある日、なんとなくある映画を観ているときに、はっと気づいた。解離で地面から浮かんでいる私であった日々にでも「何気なく優しくも残酷に過ぎてしまう日常」の裏に数々の寄り添ってくれた人々、寄り添ってくれた物。

なんて自分勝手だったのだろう。「まほこ」は現実の一番大事な忘れ物に気づいてしまった。「ありがとう」と「ごめんなさい」をそれはもう無数に言い忘れたのだ。だからこれからは最期の時が来るまでそれらをすると決めて、今もそれをしている。

3 「まほこ」が成長する過程での混乱

ここでは、自分の病気の回復の過程で、日常生活で本当につらく、客観性をもてず、自分の限界を痛感したことを述べる。まだ、複雑性ＰＴＳＤや構造的解離という言葉も概念もほとんど浸透していなかった一九九〇年代初期には、摂食障害や解離性障害以外に私のもつ症状に名前がまだついていなかった。そのため、「まほこ」が混乱していたこと、何が起こっているのかわからなかったことは、以下のようである。

1　うつ状態および愛着障害であったことに全く気づいていなかったこと

2　時間の感覚がよくわからなくなること

3　毎日の経験が積み重なっていかず、昨日教えてもらったことでも今日はもう忘れている。記憶の混乱。新しいことが憶えられないことからくる自信の喪失

4　健忘のさなかに誰かを傷つけてはいないかという不安

5　変えられないものを変えようとして、変えることの

できる小さな自分にもできることをしようとしない
し、実際できない。何かしようとしたり、考えよう
としたりすると頭が混乱して、結局、過食嘔吐をし
て、後悔して終わるだけで、現実には何も解決しな
い

6　自分で自分の限界がわからない。健康と不健康の、人と自分の境界がわからない

7　自分で自分を破壊しようとする言動がコントロールできないこと

8　ひどい罪悪感、その場の空気が悪いのも、今日が雨なのも、自分のせいだと感じる

9　過食嘔吐以外に自分をどうしたら感じることができるのか、教えてほしい

10　考え過ぎて身体のことを完全無視していたこと

今では、「どうしてわからなかったのか？」と思えるようなことが、病気の渦中では本気でわからないのである。誰かを困らせようと意図していたわけでは決してない。

そして今、私が恥ずかしくも、大真面目に患者さんにも自分自身にも一番伝えたかった言葉は、以下のようなものである。

もっと楽にして
あなたのせいではないよ
もう誰かの期待に応えなくてもいいんだよ
あなたはあなたでいいんだよ
もう怖いことは終わったよ
もう独りではないよ
だから安心して
自分自身として楽しんで生きていいの
自分を責めないで
確かめなくてもはじめからあなたの存在は疑いの余地もなく許されているのだから
大丈夫　絶対大丈夫
信じてゆっくり翼を休めたらまだ飛べるから

私は治る日など程遠いと思っていた。もしかしたら、一生、食物との格闘にまみれて過ごすのではないかと絶望的な日々を想像するだけで、希望も何もかも失われていった。明日、目が覚めたら死んでいますようにと何度となく祈った。雑踏や閉所で起きるパニック発作が怖く

て、自宅から一歩も出ることができなくなった。屍のように眠り続けても、全く疲れがとれないうつ状態で、這うように過ごすしかない日々が続いた。その悲惨さは筆舌に尽くしがたい。

しかし、目の前のことを嫌々でも、死にたくても、とにかく一つ一つやっていく中で、自分の過去に起こっていたことに、詩を書きつつ知ることができるように、心的努力をしていく中で、私は寛解した。ものすごく、びっくりした。寛解だから再発の可能性は否定できない。誰からも必要とされなくなって、またひとりぼっちになってしまったら、再発してしまうかもしれない。しかし、少なくとも今は、身長一六〇センチ体重五〇キロという標準体型である自分が好きになってしまった。あれほど許せなかった太ももの肉付きも、下腹の脂肪も含めて好きになってしまった。負けず嫌いで病気になり、その負けず嫌いによってまた命がつながったのだ。

あの悲惨な日々の自分に「治るよ」と言っても私は信じなかっただろうし、健常人にとっての「背後にあるものをグッドイナッフに信用できるということが当たり前」というその健常な土壌こそ、障害ある者の身ではなんとも信じがたいことであり、かつ羨望するものでもあり、「隙間」から見える光でもあった。でも発症した頃には、手を伸ばしても全然届かなかった。しかし豊かに降り注ぐような余りある光に、手が届く力はいつも今ここでの日常生活にこそあると、今は思う。

最後になりましたが、この本を手にとって下さった方々、本当にありがとうございます。

本当は、読んでくださった一人一人に頭を垂れに駆けつけたい気分でいます。生きるということは自分自身であることを止めない限り（他人になろうとしない限り）基礎を知って、大きな視野から観ると、本来、気楽なものだと今はつくづく思います。

文献

『解離の構造　私の変容と〈むすび〉の治療論』柴山雅俊、岩崎学術出版社

『構造的解離：慢性外傷の理解と治療　上巻（基本概念論）』O. van der Hart, E.R.S. Nijenhuis, K. Steele 著、野間俊一、岡野憲一郎監訳、星和書店

『心的外傷と回復〈増補版〉』J・L・ハーマン著、中井久夫訳、小西聖子解説、みすず書房

『解離する生命』野間俊一、みすず書房

『DSM-5』American Psychiatric Association

あとがき

この初夏の陽気に少し散歩をすると、たくさんの花が咲いていたり、緑がすごく濃く見えたり、太陽の光がちょうどいい具合に当たって、日常がものすごい明度でいっぺんにそこにあるという現象を見ることができます。光と影がくっきりとして、楠の揺らめきと葉が重なる音に癒されます。暑いなあ、けれど嬉しいなあと、ほのぼのと思います。その景色を味わうのに、何も特別なことは必要なく、自分も生きていていいよ、生きているだけで参加しているよと言われている気分でちょっと得したように思います。

私は五歳頃から詩を書いていました。今思うと、虐待を受けていた当時、それは私の唯一の心の生き延びる方法だったようです。そのほとんどは今となっては現存しません。たった二冊の中古の詩集が残されたのみです。私の場合は、摂食障害や解離の真っただ中にいて、完全にそれに巻き込まれているときや、混沌とし過ぎていて、とても自分に何が起こっているのかわからないときでさえ、距離をおいて「まほこ」を観察することのできてしまう自分がいました。おそらくですが、三歳までに母方の祖父母からたくさんの愛情をもらい、人間が根源的にもつ暗闇を温かく包んでくれたことで、自我が私を包んでくれたからだと自分としては感じています。しかし、人間の精神について、勉強すればするほど、「人間の歴史の流れに築かれたことの渦中にいる」という自分の小ささを理解し、知れば知るほど誰が悪いなどとは一概に言えなくなってしまいました。だから余計に虚しかったのです。ただ、健常な方が当たり前と思って、気づくこともない、とてつもなく大切な「親を信頼して、安心に包み込まれて育った」という経験が、私には心から羨ましかったです。みんなみたいになりたかった。虐待を受けずに育ちたかったです。でも選べませんでした。ただ空しく悲しいです。その気持ちは今でも変わりません。

全体的にこの疾患という道を通って、それを振り返る機会をいただいた中で、今一番に感じることは「近道はなかった」ということだと思います。それは今も、また、どんなことをするにしても同じです。優先順位をつけながら、一つ一つ進むしかありませんでした。これは健常な方でも同じだと思います。もし、またあの幼き日々に戻ったとしても、環境設定が同じであれば、私はまた同じ道を通ってしまうように思います。健常な方であれば、二十歳までに完了しているはずの普通のことを、ひとり心の中でしながら現実に曲がりなりにもなんとか適応し、ここまで歩いてきた日々に、そっと寄り添ってくれたすべてに感謝しつつ、今ここにあるすべてのその豊かさを感じることのできる自分でありたいと思います。そして日常生活を送る中、何がしたかったのかわからなくなったり、集中できなくなったり、精神的につらくなったりしたとき、普段は部屋の隅に息づいているこの本が、疲れた心に寄り添うことのできるようなそんな可愛らしく、気楽な一冊になってくれればとても嬉しく思います。

最後になりましたが、本書を出版するにあたって、拙い原稿を優しく救い上げて出版社につないでくださった野間俊一先生、また、何もわからない私が突撃隊のように東京に押しかけて行ったときも温かく迎えていただき、さらに意味不明な内容の質問やメールに対しても、丁寧に対応してくださった星和書店の石澤雄司社長、近藤達哉さん、桜岡さおりさんに心から感謝を捧げます。また自らの時間をさいて手を貸してくださった方々や読者の方々、本当にありがとうございました。心から感謝致しております。

まさきまほこ

二〇一三年　初秋

著者

まさきまほこ
滋賀医科大学卒業後，京都大学病院精神神経科での研修を終え，現在は大阪のクリニックに勤務している。「嵐」の大ファンである。

もう独りにしないで：解離を背景にもつ精神科医の摂食障害からの回復

2013年11月22日　初版第1刷発行
2014年 1 月18日　初版第2刷発行
2019年 9 月 2 日　初版第3刷発行

著　者　まさきまほこ
発行者　石 澤 雄 司
発行所　株式会社星　和　書　店
〒168-0074　東京都杉並区上高井戸1-2-5
電話　03（3329）0031（営業部）／03（3329）0033（編集部）
FAX　03（5374）7186（営業部）／03（5374）7185（編集部）
http://www.seiwa-pb.co.jp
印刷所　双葉工芸印刷株式会社
製本所　株式会社 松岳社

　ISBN978-4-7911-0860-2